MEDIZINISCHE PRAXIS

MEDIZINISCHE PRAXIS
SAMMLUNG FÜR ÄRZTLICHE FORTBILDUNG

HERAUSGEGEBEN VON
A. FROMME   L. R. GROTE   F. LANGE   H. NAUJOKS

BAND 36
DIE KRANKHEITEN DER SPEISERÖHRE

VERLAG VON DR. DIETRICH STEINKOPFF
DARMSTADT 1952

DIE KRANKHEITEN
DER SPEISERÖHRE

EIN LEHRBUCH FÜR STUDIERENDE,
DEN PRAKTISCHEN ARZT UND DEN SPEZIALISTEN

VON

PROF. DR. HUGO STARCK

KARLSRUHE

MIT 69 ABBILDUNGEN

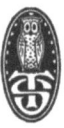

VERLAG VON DR. DIETRICH STEINKOPFF
DARMSTADT 1952

ISBN 978-3-642-86301-1   ISBN 978-3-642-86300-4 (eBook)
DOI 10.1007/ 978-3-642-86300-4

ALLE RECHTE VORBEHALTEN
COPYRIGHT 1952 BY DR. DIETRICH STEINKOPFF, DARMSTADT

Verlag Dr. Dietrich Steinkopff, Darmstadt
Verfasser : Professor Dr. med. Hugo Starck, Karlsruhe

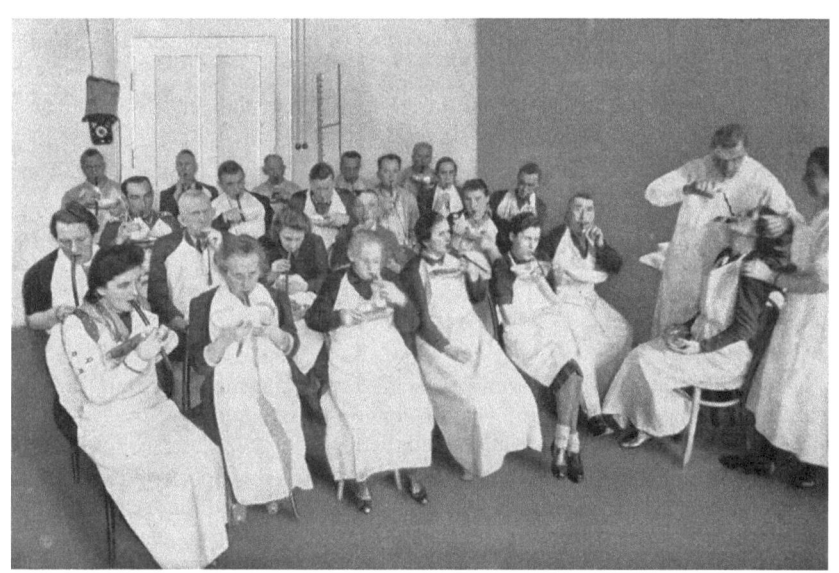

Die übliche Behandlungsstunde.

VORWORT

1898 wurde auf meine Abteilung der Med. Klinik in Heidelberg eine 63jährige Frau gelegt mit einem Leiden, wie es weder mein Chef, Geh. Rat ERB, noch einer meiner Mitarbeiter je gesehen hatten.

Die Untersuchung ergab ein über faustgroßes Divertikel der Speiseröhre. Die Frau starb den Hungertod. Ich machte in ihrem Heimatort die Sektion (s. Abb. 25).

Bei Durchsicht der Literatur mußte ich feststellen, daß unsere Kenntnisse über die Speiseröhre äußerst dürftig sind.

Die früheren Lehrbücher der Verdauungskrankheiten begannen meist mit dem Magen, als gäbe es gar keine Speiseröhre.

Die alte Wiener Schule beschäftigte sich hauptsächlich mit der Behandlung von Strikturen nach Verätzungen; ZENKER und v. ZIEMSSEN hatten bereits in klassischer Form wichtige Krankheiten, vorwiegend vom anatomischen Standpunkt, beschrieben. Im übrigen handelte es sich meist um kasuistische Beiträge.

Über die diffusen Erweiterungen, sog. Kardiospasmus, lag nur die Beschreibung einzelner Fälle auf Grund von Sektionsbefunden vor. Eine Diagnose am Lebenden war noch nicht möglich.

Ich ging nun an die Erforschung der Krankheiten der Speiseröhre, beschäftigte mich lange mit tierexperimentellen Studien, insbesondere über die Bedeutung des Nervus vagus für die Speiseröhre.

Auf die Publikation des oben genannten Falles hin wurden mir zahlreiche Speiseröhrenkranke zugeschickt, so daß bereits 1900 meine Monographie über ,,Die Divertikel der Speiseröhre" erscheinen konnte.

Dann widmete ich mich der Ösophagoskopie an Tier und Mensch, und 1905 kam mein ,,Lehrbuch der Ösophagoskopie" heraus, das bereits eine Klinik der Speiseröhrenkrankheiten enthielt.

Der Zustrom von Speiseröhrenkranken wuchs mehr und mehr, und noch vor dem ersten Weltkrieg kamen die Kranken aus allen europäischen Ländern, von Griechenland, Rumänien, Spanien, bis hinauf von Dänemark, Norwegen, Schweden, Rußland und Ungarn; nach dem Weltkrieg suchten mich Kranke auch aus Amerika und selbst Südafrika auf. Ein Beweis dafür, daß sich offenbar niemand spezialistisch mit der Speiseröhre beschäftigte. So hatte ich reichlich Gelegenheit an einmaligem Krankenmaterial das bisher vernachlässigte Gebiet der Speiseröhre zu studieren, alte Untersuchungs- und Behandlungsmethoden zu überprüfen, eigene Methoden, sowie selbstkonstruierte Instrumente zu erproben.

Ich wende mich in diesem Buche besonders an den **praktischen Arzt** und den **Spezialisten**. Ersterem zeige ich, welche Aufgaben ihm in der Speiseröhrenbehandlung zufallen, inwiefern er sich Speiseröhrenkranker annehmen muß, aber auch, wo seine Grenzen liegen; den Spezialisten aber will ich davor bewahren, den mühsamen Weg gehen zu müssen, den ich im Verlauf von Jahrzehnten mit der Erforschung dieser Krankheiten zurückgelegt habe.

Was ich in diesem Buch empfehle, habe ich hundertfach **erprobt**. Praktisch wichtige Krankheiten, wie **Oesophagitis corrosiva, Strikturen**, den sog. **Kardiospasmus, die Fremdkörper**, habe ich so ausführlich behandelt, daß sie bei einiger Geschicklichkeit jeder Spezialist beherrschen lernt.

Darunter befinden sich auch Behandlungsmethoden, die ich bisher nicht veröffentlicht habe, so der ZENKERschen **Divertikel, der Traktions- und Traktionspulsionsdivertikel**.

Ich habe die Beschäftigung mit der Speiseröhre stets nur als Nebenspezialität betrachtet. Wir ERBschen Schüler waren ja von Haus aus Neurologen und Internisten, allein auf keinem andern Gebiet meiner ärztlichen Tätigkeit fand ich so viel Anerkennung und so tiefe Dankbarkeit, wie von den geheilten Speiseröhrenkranken.

Ich schreibe das Buch ganz vom **subjektiven Standpunkte** aus. Ich glaube dazu berechtigt zu sein, nachdem ich mich Jahrzehnte spezialistisch mit der Speiseröhre beschäftigt und meine Forschungen in über 50 Arbeiten niedergelegt habe. Es kommt mir darauf an zu zeigen, wie man auf einfachstem Wege selbst komplizierteste Fälle ohne Operation an der Speiseröhre heilen kann.

Im Interesse der Kürze verzichte ich auf Literaturangaben. Solche finden sich in meinen früheren Arbeiten, auch in den großen Handbüchern.

Besonders verweise ich auf das Handbuch der HNO-Krankheiten von DENKER und KAHLER, deren Mitarbeiter in gründlichster Weise auch die Literatur heranziehen. Von Einzelautoren seien unter anderen BERG, RIEDER, LOTHEISEN, SEIFFERT, LUDIN erwähnt.

Die Speiseröhre will zart angefaßt sein. Nur eine weiche Hand ist zur Behandlung von Krankheiten der Speiseröhre geeignet.

Ein weiteres Erfordernis ist Geduld von Seiten des Arztes und des Patienten.

Sind diese Voraussetzungen erfüllt, dann gibt es in der ganzen Medizin kein dankbareres Gebiet als das der Speiseröhrenkrankheiten.

Meiner mehrjährigen Mitarbeiterin auf dem Gebiet der Speiseröhre Dr. med. DOROTHEA SCHMIEDEL-TOMSCHE spreche ich für die Unterstützung bei Betreuung meiner Patienten meinen Dank aus.

Karlsruhe, April 1952

HUGO STARCK.

INHALTSVERZEICHNIS

	Seite
Vorwort	V

A. Allgemeiner Teil
- 1. Topographie und Anatomie ... 1
- 2. Innervation ... 2
- 3. Untersuchungsmethoden ... 4
  - Vorgeschichte ... 4
  - a) Allgemeine Untersuchungen ... 4
  - b) Sondierung ... 5
    - α) Geknöpfte Sonde ... 5
    - β) Divertikelsonde ... 6
  - c) Ösophagoskopie ... 11
  - d) Röntgenuntersuchung ... 14

B. Spezieller Teil
- 1. Angeborene Mißbildungen ... 16
- 2. Entzündungen der Speiseröhre ... 18
  - a) Katarrhalische Entzündungen ... 18
  - b) Oesophagitis phlegmonosa ... 19
  - c) Spezifische Entzündungen ... 20
- 3. Varizen ... 21
- 4. Kompressionsstenosen ... 22
- 5. Ulcus pepticum ... 23
- 6. Oesophagitis corrosiva ... 27
- 7. Strikturen ... 33
- 8. Neurosen ... 39
  - a) Sensible Neurosen ... 39
  - b) Motorische Neurosen ... 40
  - c) Ösophagospasmus ... 41
  - d) Spasmus als selbständige Krankheit ... 43
- 9. Neubildungen der Speiseröhre ... 44
  - a) Gutartige Geschwülste ... 44
  - b) Bösartige Geschwülste ... 46
    - α) Sarkome ... 46
    - β) Karzinome ... 47

10. Erweiterungen der Speiseröhre 58
   a) Umschriebene Erweiterungen, Divertikel 58
      α) Traktionsdivertikel 58
         Symptomatologie 62
         Untersuchung 64
         Diagnose 65
         Therapie 65
      β) Zenkersches Pulsionsdivertikel 67
         Genese und Ätiologie 67
         Anatomie 71
         Symptomatologie 75
         Untersuchung 80
         Therapie 83
         Unblutige Behandlung 84
      γ) Pulsionsdivertikel im Verlauf des Ösophagus 88
      δ) Traktions-Pulsionsdivertikel 88
         Symptomatologie 90
         Untersuchung 91
         Therapie 91
      ε) Epikardiale Divertikel 94
      ζ) Barsonysche Divertikel 99
      η) Hiatushernie 100
   b) Diffuse Erweiterung 102
      Kardiotonische Ösophagusdilatation (Stark) 102
         Anatomie 102
         Entstehung und Wesen 105
         Ätiologie 112
         Symptomatologie 114
         Untersuchung 116
         Diagnose 117
         Behandlung 119
         Verschiedene Alter (Säuglings- bis ins Greisenalter) 126
         Ungefährlichkeit der Behandlung mit Kardiadilatator 130
         Ein neuer Weg..................................... 131
         Kaskadenspeiseröhren............................... 132
         Sackbildung, das Zwerchfell verdrängend 133
11. Fremdkörper 135
   Vorgeschichte 135
   Untersuchung 136
   Behandlung 140
   Fremdkörper in Ösophagusstenosen 142
Register 144

A. Allgemeiner Teil

1. Topographie und Anatomie

Die Speiseröhre verläuft im großen und ganzen geradlinig, liegt im oberen Drittel zwischen Wirbelsäule und Trachea, kreuzt dann den linken Hauptbronchus, wird nun von der Wirbelsäule durch die Aorta abgedrängt, um vor dieser etwas links von der Wirbelsäule durch den sehnigen Schlitz des Zwerchfelles (Hiatus oesophageus) den Brustraum zu verlassen und nach 2 bis 3 cm langem, intraabdominalem Verlauf an der Kardia in den Magen überzugehen.

Die Länge der Speiseröhre beträgt etwa 25 cm (bei 160 cm Körperlänge), die Entfernung zwischen oberer Zahnreihe und unterem Pharynxende (Ringknorpel) = 14 bis 17 cm; die Kreuzungsstelle mit dem linken Bronchus liegt 23 bis 25 cm unter der oberen Zahnreihe.

Die Kardia befindet sich sonach etwa 42 cm unter letzterer. Der Halsabschnitt der Speiseröhre (5 cm lang) ist mehr oder weniger geschlossen, indem sich die Wand faltig zusammenlegt. Der Brustteil ist geöffnet; erweitert sich bei jeder Inspiration, verengert sich bei der Exspiration. An Ösophagusmund und Kardia besteht ein lockerer, funktioneller Verschluß.

Die Weite des Lumens wechselt an verschiedenen Stellen; praktisch bedeutsam sind vier Verengerungen. Die oberste sitzt in Höhe des Ringknorpels (unterer Rand des 6. Halswirbels), dem KILLIANschen Ösophagusmund. Die zweite Enge liegt an der Kreuzung von Aortenbogen und Ösophagus (Aortenenge), die dritte entspricht der Überkreuzung des linken Stammbronchus (Bronchialenge). Diese Enge ist nicht bei allen Menschen ausgeprägt und fällt dann praktisch mit der Aortenenge zusammen. Die unterste Enge liegt im Kardiaabschnitt; sie wird durch das Hindurchtreten des Ösophagus durch den Zwerchfellschlitz erzeugt und reicht von diesem bis zur Kardia (11. Brustwirbelkörper).

Bei tiefer Inspiration verstärkt sich die Verengerung am Zwerchfellschlitz, wodurch beim Schluckakt häufig eine kurze Stauung der Bissen oberhalb des Zwerchfelles stattfindet.

Der Durchmesser der Speiseröhre geht auch an den Engen nur ausnahmsweise unter 13 mm herunter, erreicht maximal gegen 22 mm. Bei rückwärts gebeugtem Kopf wird die Speiseröhre zwischen Trachea und Wirbelsäule eingeengt.

Die Ausdehnungsfähigkeit der Speiseröhre ist selbst an den Engen erheblich. An der Leiche lassen sich die oberen Engen auf 19 mm, die untere auf 22 mm (aber an einzelnen Stellen selbst auf 35 mm) ausdehnen.

Die Pars cervicalis (5. Halswirbel bis 2. Brustwirbel) steht mit der Wirbelsäule durch die Fascia praevertebralis in lockerer Verbindung, so daß seitliche Verschiebungen möglich sind. Die Verbindung mit der Trachea (bis Höhe des 4. Brustwirbels) wird ebenfalls durch lockeres Bindegewebe hergestellt.

Beiderseits steht die Pars cervicalis mit den Lobi laterales der Glandula thyreoidea in Kontakt.

Die Pars thoracica liegt bis zum 4. Brustwirbel dem vorderen Umfang der Wirbelkörper an, entfernt sich dann von der Wirbelsäule 2 bis 3 cm.

Vom 5. bis 9. Brustwirbel schiebt sich, wie erwähnt, zwischen Wirbelsäule und Ösophagus die Aorta. Im Zwerchfell liegt diese dorsal oder rechts vom Ösophagus.

Unterhalb der Bifurkation berührt der Ösophagus das Perikard; ein Teil des linken Ösophagusumfanges steht mit der Pleura mediastinalis in Berührung. Im Hiatus oesophageus wird die Umrandung von Muskulatur gebildet, welche durch lockeres Bindegewebe mit dem Ösophagus in Verbindung steht.

Die Pars abdominalis hat einen vollkommenen Peritonealüberzug; sie legt sich der Leber an (Sulcus oesophageus der Leber).

Der schichtweise Aufbau der Speiseröhre entspricht demjenigen des Magen-Darmrohres: Mukosa — Submukosa — Muskularis — Adventitia. Die Mukosa ist mit einem mehrschichtigen Pflasterepithel ausgestattet. Neben spärlichen Schleimdrüsen finden sich besonders im unteren Abschnitt mitunter Schlauchdrüsen, die denjenigen des Magens gleichen.

Die Muskularis besteht aus einer äußeren Längs- und einer inneren Ringmuskelschicht. Im oberen Drittel sind es quergestreifte, nach unten zunehmend glatte Muskelfasern. Die Fasern der Längsmuskulatur weichen hinten am oberen Ende auseinander, um sich seitlich am Ringknorpel anzuheften. Sie lassen so eine dreieckige Lücke frei, an welcher die Wand nur durch Ringfasern gebildet wird (LAIMERsches Dreieck, vgl. ZENKERsche Pulsionsdivertikel S. 67).

2. Innervation

Über die Innervation der Speiseröhre liegt eine unermeßliche Literatur vor. Kliniker wie CLAUDE BERNARD, SAUERBRUCH, KREHL, PRIBRAM, v. MIKULICZ, HOLTZ und STARCK studierten am Tierexperiment die Bedeutung von Sympathikus und Vagus für die Speiseröhre. Die Rolle des Sympathikus ist noch ganz ungeklärt. Seine Fasern gelangen in Verbindung mit kleinen Gefäßchen des Aortengebietes zur Speiseröhre, andere schließen sich Ästen des Vagus und Rekurrens an, wieder andere ziehen direkt vom Grenzstrang zur Speiseröhre. Eine isolierte Prüfung des Nerven ist unmöglich und die tierexperimentellen Ergebnisse sind deshalb durchaus widersprechend.

So kam HOFER zu dem Ergebnis, daß der Sympathikus für die Speiseröhre nicht in Betracht kommt. Ihm schließt sich BORCHERS an; PRIBRAM schreibt Vagus und Sympathikus eine antagonistische Wirkung zu. Von japanischer Seite wurde durch Reiz des Sympathikus eine verstärkte Vaguswirkung erzielt. LANGLEY sah nicht im Vagus sondern im Sympathikus den Kardiaöffner. Nach PAL soll durch Ausfall des Sympathikus der Kardiatonus herabgesetzt, aber bei intaktem intramuralem Ganglienapparat die Erregbarkeit der Kardia gesteigert sein.

In Höhe der Bifurkation schließt sich der N. vagus an die Speiseröhre an. Der N. vagus dexter verläuft am dorsalen Umfang des Ösophagus entlang und geht mit ihm durch den Hiatus zur hinteren Fläche des Magens. Der N. vagus sinister gelangt am linken vorderen Umfang des Ösophagus zum Plexus gastricus anterior.

Er ist der motorische Nerv der Speiseröhre; durch seine Vermittlung öffnet sich reflektorisch die Kardia beim Herannahen der Bissen (MELTZER). Sympathikus und Vagus greifen aber nicht direkt an der glatten Muskulatur der Speiseröhre an, vielmehr ist letzterer ein **intramuraler Ganglienapparat** eingeschaltet, der ähnlich dem AUERBACHschen Plexus die von Vagus und Sympathikus empfangenden Impulse der Muskulatur übermittelt und auch **autonome** Bedeutung hat (GREVING).

Im Kapitel ,,Kardiotonische Ösophagusdilatation" gehe ich ausführlich auf die Innervation ein, so daß ich darauf verweisen kann (s. S. 110).

Der **Schluckakt** ist in eine bucco-pharyngeale und eine ösophageale Phase zu trennen.

Der im Mund präformierte Bissen wird aktiv auf den Zungengrund und bis an die Gaumenbögen und die Rachenwand geworfen. In der Gegend des Palatin. molle und der Tonsillen wird durch Berührung des Bissens mit der Schleimhaut ein Reflex ausgelöst, durch den der Bissen mittelst Zungen- und Zungenbeinmuskulatur wie durch einen ,,Stempeldruck" in Pharynx, Hypopharynx und selbst in die Speiseröhre geschleudert wird.

Flüssiges kann in **einem** ohne andere Kraft durch den Ösophagus und bis in den Kardiaabschnitt gespritzt werden.

Bei festen Bissen erschöpft sich die Druckkraft im oberen Speiseröhrenabschnitt; unter Einwirkung des Ösophagotonus, der Schwerkraft der Speisen, aber auch der Eigenperistaltik der Speiseröhre, die schon nach Verschluß des Ösophagusmundes in der glatten Muskulatur einsetzt, wird der Bissen bis zum Kardiaabschnitt geschoben und passiert dann denselben portionenweise. Der Schluckakt wird von einem in der Medulla oblongata gelegenen Zentrum reguliert. Dorthin gelangen Reize von der Schleimhaut des Gaumens durch die sensiblen Fasern des Glossopharyngeus, des Laryngeus superior und Trigeminus und werden auf den Glossopharyngeus, Hypoglossus, Akzessorius und Vagus übertragen.

Der glatten Muskulatur der Speiseröhre und ebenso dem Kardiaabschnitt kommt aber wie gesagt auch eine **Automatie** zu, die der Impulse des Vagus nicht unbedingt bedarf.

Die normale **Kardia** ist im **Ruhestand**, also außerhalb des Schluckaktes, geschlossen.

Die ösophagoskopische Untersuchung ergibt dies mit aller Sicherheit. Dieser Abschluß ist notwendig, andernfalls würde der Mageninhalt nach oben auslaufen. Der Tonus des Verschlusses ist mäßig. Er scheint auf dreierlei Weise zustande zu kommen. Zunächst durch einen Ventilverschluß von der Magenseite aus. Zahlreiche Experimente (SAUERBRUCH, v. HAKER, KELLING, BRAUNE u. a.) beweisen, daß dieser Verschluß bei gefülltem Magen außerordentlich dicht ist. Das Ventil soll teils durch die schiefe Einmündung des Ösophagus in den Magen (GUBAROFF, KELLING) teils wie HASSE annimmt ad hoc mit Füllung des Magens durch Hervortreten zweier Falten (Plica cardiaca, hepatica) teils nach FORSELL durch besondere vom Magen aus auf die Kardia übergreifende Muskelzüge bewirkt werden. v. MIKULICZ, SAUERBRUCH, REICH u. a. nehmen außerdem einen Ringmuskel aus glatten Muskelfasern bestehend an und endlich wird die Kardiagegend nach GUBAROW und HENLE von dem Zwerchfell entstammenden quergestreiften Muskelbündeln schlingenartig umfaßt. Alle diese Momente geben der Kardia den Charakter eines Schließmuskels, der aber wesentlich komplizierter konstruiert ist als die übrigen Schließmuskeln.

3. Untersuchungsmethoden

Vorgeschichte

Größter Wert ist auf Erhebung einer genauen Vorgeschichte zu legen. Sie hat vielleicht größere diagnostische Bedeutung als bei anderen Krankheiten und kann nicht selten zu absolut sicherer Diagnose führen, so in vielen Fällen von kardiotonischer Dilatation und bei Divertikeln.

Wichtig ist stets der Beginn der ersten Schluckstörungen. Bestehen dieselben seit mehreren Jahren, und sind die Symptome der kardiat. Dilatation vorhanden, dann kann nur diese in Betracht kommen.

Länger bestehende ZENKERsche Divertikel können meist aus der Anamnese diagnostiziert werden. Selbstverständlich können auch Verätzungen, verschluckte Fremdkörper meist mit Sicherheit aus der Vorgeschichte erkannt werden.

a) Allgemeine Untersuchungen

Wichtig ist die Frage nach dem Sitz der ersten Beschwerden, wobei zu beachten ist, daß Spasmen bald den Ösophaguseingang, bald die Kardia befallen. Blutungen lassen auf Geschwür, seltener auf Karzinom schließen.

Inspektion, Palpation und Perkussion spielen bei der Speiseröhre eine untergeordnete Rolle.

Durch Inspektion erkennen wir die „Halsgeschwulst" bei ZENKERschen Divertikeln; auch kann ein Karzinom am Hals zutage treten.

Diese beiden Erkrankungen können auch der Palpation zugänglich sein.

Mittels der Perkussion können Divertikel bei starker seitlicher Lage festgestellt werden, in seltenen Fällen auch große diffuse Dilatationen.

Auf die Auskultation der Schluckgeräusche wurde früher Wert gelegt. Ich halte sie für die Diagnose für bedeutungslos.

Dagegen sind gurgelnde und plätschernde Geräusche im obersten Halsabschnitt charakteristisch für ZENKERsche Divertikel. Man hört sie oft auf Entfernung. Auch bei kardiotonischer Dilatation sind solche Geräusche zu hören. Seltener hört man sie über hohen, narbigen Stenosen.

Die körperliche Untersuchung erstreckt sich vor allem auf die Brustorgane. Wir untersuchen auf Aneurysma, Erweiterung der Aorta, Herzfehler, Tuberkulose, Verhalten des Mediastinums (Verziehung desselben mit Verlagerung des Herzens, Mediastino-Perikarditis). Von seiten des Abdomens haben wir unser Augenmerk vor allem auf die Leber zu richten mit Rücksicht auf Pfortaderstauung (Varizen). Wir müssen sie kennen im Hinblick auf eine Sondenuntersuchung und die Ösophagoskopie.

Der Untersuchung des Ösophagus dienen Sondeninstrumente, die Ösophagoskopie und die Röntgenstrahlen.

b) Sondierung

Ich halte sie für die wichtigste Untersuchungsmethode, da wir mit derselben die meisten Ösophaguskrankheiten diagnostizieren können.

α) Geknöpfte Sonde

Die weitaus besten Sonden lieferte die Firma Krone und Seesemann, London Sie sind bis heute von keinem deutschen Fabrikat erreicht. Ich arbeite heute noch mit Sonden, die ich in den 90er Jahren angeschafft habe.

Von deutschen Sonden verwende ich ausschließlich solche der Firma Rüsch-Rommelshausen. Es handelt sich um mit Harzmasse gesteifte und mit Lacküberzug geglättete Gewebesonden. Sie sind von gleichem Umfang im ganzen Verlauf, also zylindrisch oder am Ende konisch zulaufend oder unten in einer olivenartigen Verdickung (geknöpfte Sonden) endigend. Ich bevorzuge die letzteren. Die Sonden können in kochendem Wasser sterilisiert werden.

Durch Erwärmen in warmem Wasser werden sie biegsam um bei Abkühlung wieder zu erstarren. Die Sonden sind hohl und können zur Verwendung hinter dem Röntgenschirm mit Hg gefüllt werden. Zum gleichen Zweck habe ich von Rüsch auch röntgenfähige Sonden (Haarsonden) herstellen lassen.

Zur Feststellung und Behandlung von Strikturen bewährt sich auch die TROUSSEAUsche Sonde. Sie besteht aus einem Fischbeinstab an dessen Einführungsende Elfenbeinoliven von verschiedenem Umfang angeschraubt werden.

Neben den Sonden ist uns der Magenschlauch und der Hg-Schlauch für diagnostische Zwecke unentbehrlich; dieselben müssen einen ovalen Querschnitt haben, da sie sich entsprechend der Konfiguration des Hypopharynx leichter einführen lassen als solche von kreisrundem Querschnitt. Die Speiseröhre kleiner Kinder ist außerordentlich dehnbar. Wir können

6   Allgemeiner Teil

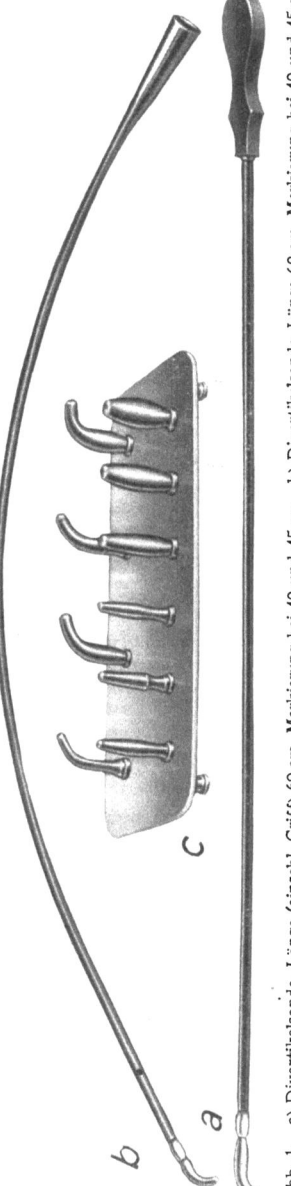

Abb. 1. a) Divertikelsonde, Länge (einschl. Griff) 69 cm. Markierung bei 40 und 45 cm. b) Divertikelsonde, Länge 68 cm. Markierung bei 40 und 45 cm. c) Metallplatte mit 10 geraden und gebogenen Oliven.

deshalb die gleichen Instrumente wie bei Erwachsenen anwenden, nur Magenschlauch und Hg-Schlauch haben einen geringeren Umfang. Bei Säuglingen ist die Sondeneinführung spielend leicht, offenbar weil die psychische Hemmung Älterer wegfällt. Selbst der Dilatator für Erwachsene passiert anstandslos.

Zur Erweiterung von Strikturen benötigen wir noch den $2\frac{1}{2}$ m langen Dilatationsschlauch (s. S. 37).

Geradlinige Instrumente verlaufen im allgemeinen konzentrisch. Wenig erhabene Wandveränderungen werden deshalb mit diesen Sonden leicht übersehen.

β) Divertikelsonde

Ganz hervorragende Dienste für Diagnose und Therapie leistet die Divertikelsonde, deren unteres Ende nach Art des Mercierkatheters abgebogen ist. Sie wurde von ZENKER und LEUBE zuerst zur Sondierung von Divertikeln empfohlen.

Ich habe eine Divertikelsonde angegeben, die ein Instrumentarium von zehn Sonden ersetzt. Sie wird von Walb, Heidelberg, hergestellt und besteht aus einem flachen Handgriff, einer dünnen Gewebehohlsonde, in der zur Erhöhung der Stabilität eine Metallspirale läuft. An das Einführungsende werden gebogene und gerade Metalloliven verschiedenen Kalibers angeschraubt

Auf einer Metallplatte werden sechs gerade und vier gebogene Oliven mitgeliefert (s Abb. 1a, b, c).

Da das abgebogene Ende der Divertikelsonde exzentrisch verläuft, kann man damit die ganze Peripherie der Wandung leicht abtasten. Man erkennt damit feinste Wandveränderungen, zirkumskripte Ausbuchtungen (Divertikel), selbst kleine Traktionsdivertikel; auch Fremdkörper, an denen oft gerade Sonden unbemerkt vorbeigleiten, können den mit der Divertikelsonde geübten Untersucher nicht entgehen. Vor allem lassen sich beginnende Karzinome, welche mit Röntgenstrahlen noch nicht erkannt werden, diagnostizieren.

Die eine Seite des Handgriffes ist gerieft, so daß man stets weiß, nach welcher Richtung die abgebogene Olive schaut.

Zur Sondenernährung verwende ich eine Divertikelhohlsonde (Abb. 1b), die der Drahtspirale entbehrt und an Stelle des Handgriffes eine Erweiterung zur Aufnahme des Trichters besitzt. An sie passen alle erwähnten zehn Ansätze.

Zur Behandlung der Divertikel, der ZENKERschen, aber auch der tiefsitzenden Traktions- und Traktions-Pulsionsdivertikel dient der Divertikeldilatator, ein gebogener Dilatator, mit dessen Hilfe die Divertikelschwelle sowie hochsitzende Stenosen des Ösophagus dilatiert werden (vgl. Abb. 2b). Tiefsitzende Stenosen insbesondere der sog. Kardiospasmus aber auch Strikturen werden mit dem Kardiadilatator behandelt (s. Abb. 2a). Ich verweise auf die betreffenden Kapitel.

Der praktische Arzt kommt im allgemeinen mit dem ovalen Magenschlauch (Umfang 6 cm), dem ovalen, ebenso starken Hg-Schlauch, der Divertikelsonde und Hohlsonde und einigen geknöpften Sonden (etwa Nr. 20, Nr. 30 und Nr. 40) aus.

Der Spezialist bedarf eines größeren Instrumentariums, so ovaler Magenschläuche und Hg-Schläuche verschiedenen Kalibers, eines Satzes geknöpfter Sonden von Nr. 16 bis 44, ferner des Dilatationsschlauches (s. S. 37), der Divertikelsonde und Hohlsonde, eines Satzes röntgenfähiger Haarsonden, ferner des geraden und gebogenen Dilatators zur Behandlung der kardiotonischen Dilatation, der Divertikel und Strikturen und endlich des ösophagoskopischen Instrumentariums.

Eine Kontraindikation gegen Einführung jeglicher Sondeninstrumente gibt eine frische Magen- oder Ösophagusblutung, große Aneurysmen, zumal wenn schon Blutungen vorausgegangen sind.

Als oberster Grundsatz bei jeder Sondenuntersuchung hat der zu gelten: keinerlei Druck ausüben! Die Speiseröhre darf nur mit ganz weicher Hand abgetastet, gewissermaßen nur gestreichelt werden. Das ganze Gefühl wird auf das Sondenende verlegt; hier muß gefühlt werden, ob sich die Sonde in einer Ausbuchtung, an derbem Gewebe (Tumor), in einer narbigen Stenose, vor einem Spasmus oder an einem Fremdkörper befindet.

Nicht jeder Arzt verfügt über ein solches Gefühlsvermögen; durch Übung kann es verfeinert werden, mancher lernt es nie. Wer es nicht erwerben kann, der lasse die Finger von der Speiseröhre. Zahlreiche Fälle wurden mir mit Perforation infolge ungeschickten Sondierens zugeschickt. Das kann und muß verhütet werden.

Ich habe viele Zehntausende von Sondierungen vorgenommen ohne jeglichen Mißfall. Noch etwas gehört dazu: größte Geduld und Ruhe von seiten des Arztes, aber auch des Patienten. Ist der Arzt bei der Untersuchung aufgeregt, dann wird es der Kranke auch; ein zuverlässiges Arbeiten ist dann ausgeschlossen.

Der Kranke wird belehrt, daß er ruhig und tief atmen muß, daß er die Sonde nicht anfaßt (ich lasse den Kranken stets mit beiden Händen die Brechschale halten) und daß dieselbe sofort herausgezogen wird, wenn sie Beschwerden macht.

8 Allgemeiner Teil

Der Gang der Untersuchung ist folgender:
Künstliche Zähne werden entfernt. Der Kranke sitzt, hält den Kopf wie

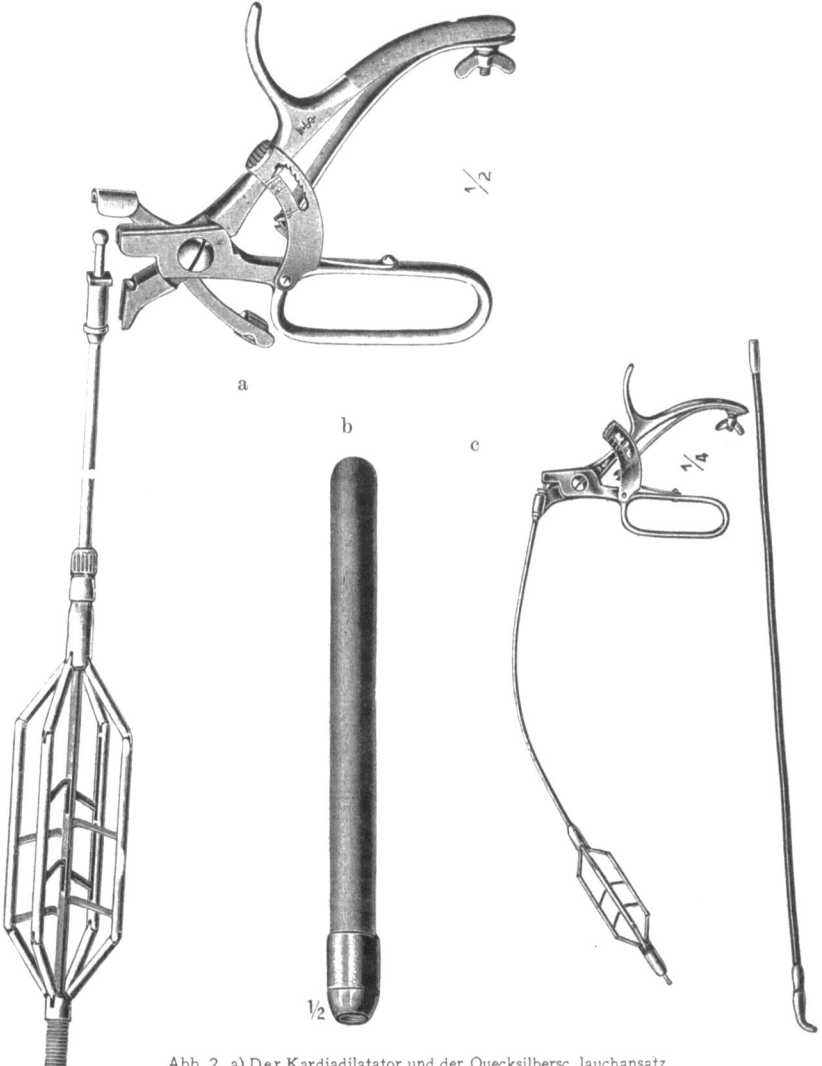

Abb. 2. a) Der Kardiadilatator und der Quecksilberschlauchansatz.
b) Der Divertikeldilatator und Divertikelansatz.

beim Essen, also etwas nach vorne geneigt, nicht zurückgebogen, da sonst die Speiseröhre über der Wirbelsäule angespannt und der Eingang in erstere verengt wird.

Eine Hilfe legt eine Hand in den Rücken, damit der Kranke nicht ausweicht. Bei geradliniger **Striktur**, der einzigen Speiseröhrenkrankheit, bei der zur Dehnung Gewalt angewendet werden darf, lege ich den linken Arm um den Kopf des Patienten um ihn zu fixieren.

Irgend eine **Anästhesierung** kommt nicht in Frage, auch wird nicht ein Finger auf die Zunge gelegt.

Die Einführung selbst dicker Instrumente, wie dicker Magen- und Hg-Schlauch, gelingt stets ohne Druck und Schmerz; man muß nur Geduld haben und abwarten, bis sie der Kranke selbst durch Schluckbewegungen über den Hypopharynx und Ösophagusmund hinweggebracht hat. Der Untersucher hat dabei das Instrument nur leicht nachzuschieben.

Die Aufforderung zu schlucken wird sehr häufig mit einer **Gegenbewegung** beantwortet. Die Pharynxmuskulatur wird in einer Art Abwehr kontrahiert. Ich pflege deshalb die Kranken aufzufordern, den Schlauch **nach hinten** zu ziehen, dann wird die Passage meist frei.

An zwei Stellen kommen **Hemmungen** vor. Zunächst verschließen manche Kranke, wie erwähnt, den Zugang in den Hypopharynx. Die Sonde bleibt über dem Zungengrund stecken, also bei etwa 8 cm. Ein Druck ist unbedingt zu vermeiden. Geduldiges Zuwarten ist notwendig, bis auf obige Aufforderung die Bahn frei wird.

Ein zweiter Stop findet sich häufig am Ösophagusmund, also bei 14 bis 16 cm. Auch jetzt keinerlei Druck! Zuwarten bis sich der Spasmus löst, denn um einen solchen handelt es sich.

Sollte einmal die Sonde in die **Luftröhre** gelangen, dann wird man nicht lange über den falschen Weg im Unklaren bleiben. Es erfolgt Hustenreiz und Erstickungsnot. Ein Schaden wird dadurch nicht gestiftet.

Sonden werden vor Einführung in warmem Wasser am Einführungsende etwas abgebogen und mit Glyzerin bestrichen, für Schläuche genügt Bespülen mit warmem Wasser.

Bei jeder Speiseröhrenerkrankung beginnen wir die Untersuchung mit dem ovalen weichen **Magenschlauch**. Er gibt eine Reihe diagnostischer Aufschlüsse. Infolge seines großen Querschnittes läßt derselbe Stenosen leicht erkennen. Findet er ein unüberwindliches Hindernis, dann handelt es sich meist um eine organische Stenose oder, falls das Hindernis hoch oben liegt, ist an ein Divertikel zu denken. Federt das Hindernis, gibt es aber nach geduldigem Zuwarten nach, dann liegt vermutlich ein Spasmus vor. Jedenfalls werden wir uns über die Lage des Hindernisses klar; organische Stenosen können in jeder Höhe der Speiseröhre vorkommen, Spasmen liegen mit Vorliebe am Ösophagus-Ein- und -Ausgang. Entzündung ruft leichten Schmerz hervor; in der gesunden Speiseröhre verursacht der Schlauch nie Schmerz. Abnorm leichtes Gleiten, Gefühl des weiten Raumes spricht für eine Dilatation. Wechselbare Sondierung kommt beim ZENKERschen Divertikel vor.

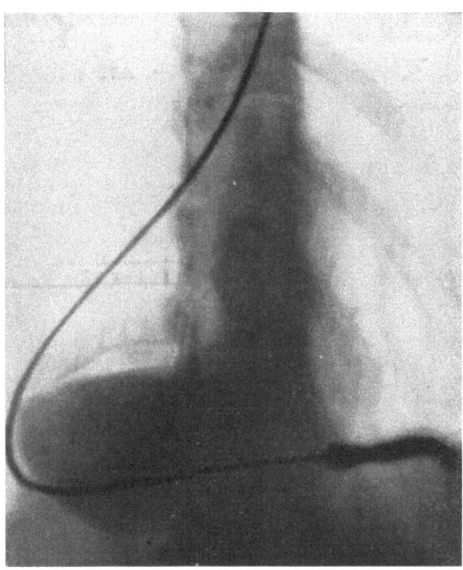

Abb. 3. Riesige Dilatation der Speiseröhre. Divertikelsonde sucht die Kardia

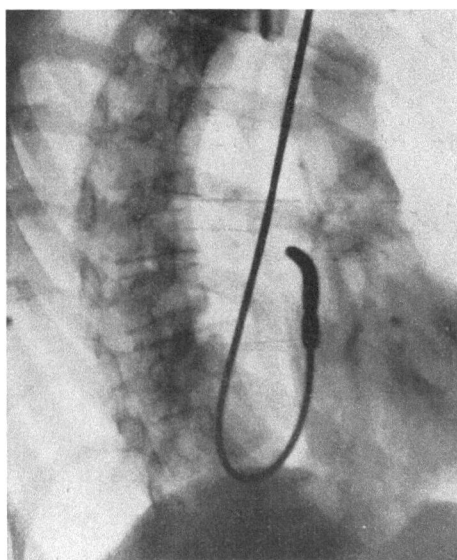

Abb. 4. Die Divertikelsonde schlägt sich in der dilatierten Speiseröhre um.

Entleert sich Speiseröhreninhalt und Schleim schon nachdem der Schlauch eben in den Brustraum eingedrungen ist, dann handelt es sich mit Wahrscheinlichkeit um eine kardiotonische Ösophagusdilatation. Bei dieser hat der Schlauch oft die Neigung, sich nach oben umzuschlagen.

Gelangt der Schlauch anstandslos in den Magen, dann ist eine Ösophagusläsion mit Wahrscheinlichkeit auszuschließen.

Beim Herausziehen des Schlauches werden die Augen auf Blutbeimengung und Gewebspartikel untersucht.

So sind wir lediglich mit Hilfe des Schlauches (und einer genauen Vorgeschichte) imstande, wertvollste Aufschlüsse über den Zustand der Speiseröhre zu gewinnen.

Findet der Schlauch die Kardia nicht, was bei größeren Ausbuchtungen nicht selten der Fall ist, dann kommt man eventuell mit der Divertikelsonde zum Ziel (Abb. 3), allerdings kann auch diese umschlagen, wie aus Abb. 4 ersichtlich ist.

Gelingt die Einführung des Schlauches nicht, oder findet er an irgend einer Stelle einen unüberwindlichen Stop, dann wird zur weiteren Klärung die Untersuchung mit der Divertikelsonde, eventuell den geknöpften Sonden weitergeführt. Bei den einzelnen Kapiteln findet sich jeweils eine Anleitung über deren diagnostische und therapeutische Anwendung.

Über den Gebrauch des Hg-Schlauches verweise ich auf das Kapitel Kardiotonische Ösophagusdilatation".

c) Die Ösophagoskopie

Die Sondenuntersuchung wird durch die Ösophagoskopie unterstützt.

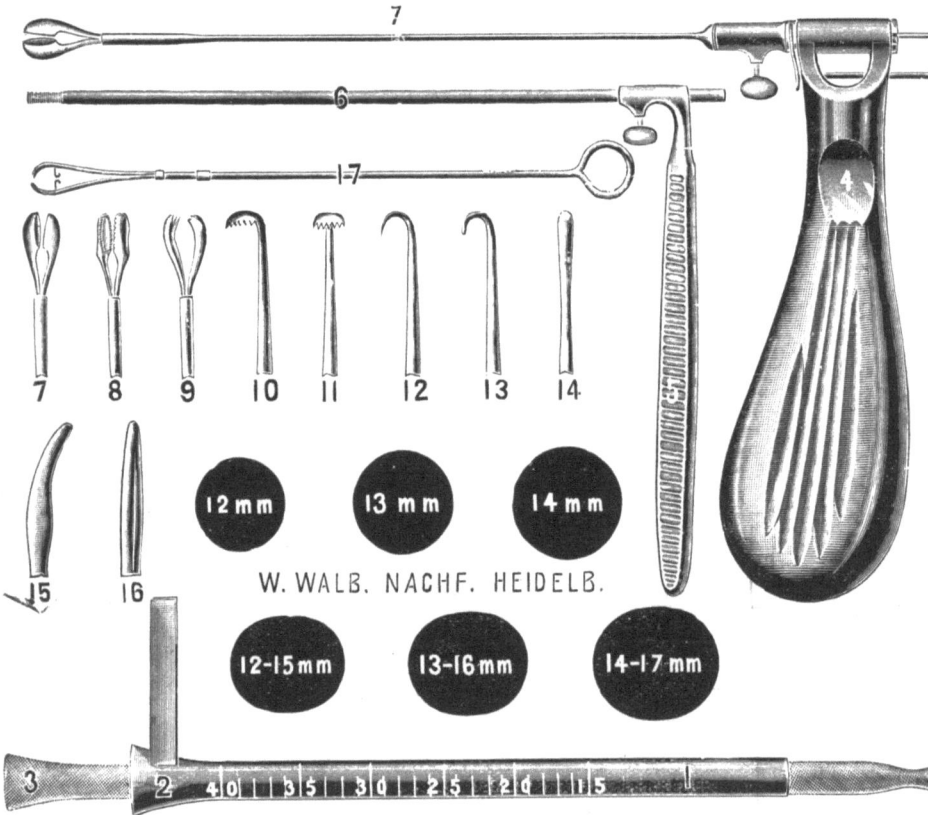

Abb. 5. Ösophagoskopisches Instrumentarium (STARCK).

Ich halte es für dringend notwendig, daß Kollegen, welche sich mit den Krankheiten der Speiseröhre befassen, die Ösophagoskopie vollständig beherrschen. Darin müßte viel mehr unterrichtet werden. Daß das Interesse dafür vorhanden ist, habe ich bei meinen Kursen gesehen.

Ich habe auch sehr viel an Hunden gelernt, besonders hinsichtlich der Diagnose und Therapie bei eingelegten Fremdkörpern.

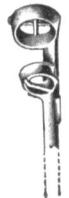

So einfach die Methodik technisch ist, so sind die Krankheitsbilder nur bei großer Erfahrung richtig zu deuten, da ja der Gesichtskreis ein äußerst beschränkter ist.

Eine große Anzahl von Rohren ist empfohlen. Ich bevorzuge den einfachsten am distalen Ende horizontal abgeschnittenen Tubus von rundem oder ovalem Querschnitt. Man kommt so mit der ganzen Zirkumferenz an die kranke Stelle, im Gegensatz zu den geschnabelten Rohren. Drei Längen sind notwendig: 25, 35 und 45 cm. Wir haben ja vorher den Sitz des Leidens festgestellt und wählen danach die Länge des Tubus.

Ganz vorzüglich haben sich die verlängerbaren BRÜNINGschen Rohre bewährt, nur verkleinert das Innenrohr etwas den Gesichtskreis. Ich brauche sie in Fällen, in denen eine genaue Lokalisation der Erkrankung vorher nicht festzustellen ist und eventuell die ganze Länge abgesucht werden muß (Fremdkörper!).

Zur Beleuchtung dient die BRÜNINGsche Handlampe oder die KIERSTEINsche Stirnlampe; Tupferführer und Speichelpumpe sind unentbehrliche Hilfsmittel. Ich ließ durch Walb, Heidelberg, einen dünnen Metallschaft anfertigen, an den die verschiedensten Ansätze als Tupferführer, Sonden, Zangen usw. passen (s. Abb. 5).

Zur Probeexzision verwende ich eine scharf schneidende Stanze mit einem Körbchen, aus dem das exzidierte Stück nicht herausfallen kann (s. Abb. 6).

Grundsätzlich benutze ich zur Einführung des Tubus einen elastischen Mandrin; dazu eignen sich für tiefere Stellen die üblichen geknöpften elastischen Sonden, für hochsitzende Stenosen dient ein zylindrisch endigender Mandrin, der nur etwa $\frac{1}{2}$ cm vorsteht. Bei Verdacht auf einen auf den Hypopharynx übergreifenden Prozeß oder bei im obersten Speiseröhrenabschnitt eingekeilten Fremdkörpern verzichte ich ganz auf den Mandrin. Die Einführung mit Mandrin ist leichter und schonender und, das möchte ich der KILIANschen Schule sagen, bei vorsichtigem Vorgehen absolut ungefährlich. Ich verfüge gewiß über eine große Zahl ösophagoskopierter Fälle, habe aber niemals irgendeine Verletzung erlebt. Hat der Tubus den Ösophagusmund überschritten, dann wird der Mandrin entfernt und der Tubus unter Leitung des Auges vorgeschoben. Weicher Gaumen, Pharynx und Hypopharynx werden mit Novocain

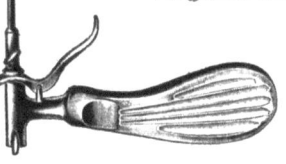

Abb. 6. Doppelkurette zur Probeexzision.

ausgepinselt. Ein unausgedrückter Tupfer verweilt einige Zeit im Hypopharynx; nur bei kleinen Kindern (Fremdkörper) wird eine Äthernarkose angewandt.

Die Untersuchung erfolgt in Rückenlage. Der Untersuchungstisch ist so eingerichtet, daß das Fußende erhöht werden kann. Bei eingeführtem Tubus

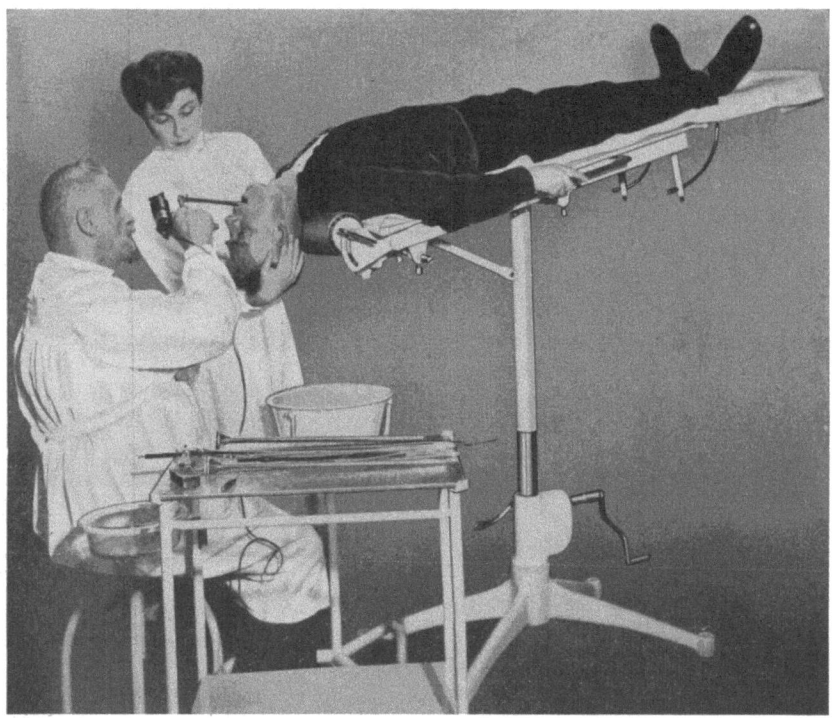

Abb. 7. Ösophagoskopie in Rückenlage. Ösophagoskopietisch.

kann dann der Speiseröhreninhalt etwa bei kardioton. Ösophagusdilatation spontan auslaufen und die Speiseröhre durch den Tubus ausgespült werden.

In dieser Schräglage kann der Tisch noch so weit hochgestellt werden, daß der Untersucher bequem sitzend die Untersuchung durchführen kann. Der Tisch ist von der Firma Maquet, Rastatt, zu beziehen (s. Abb. 7).

Die Untersuchung im Sitzen ist unzweckmäßig; zunächst kann man nie voraussagen, wie lange sie dauert, so bei komplizierten Fremdkörpern bis zu 2 Stunden; so lange hält es der Kranke im Sitzen nicht aus. Auch ist die Haltung im Sitzen für den Patienten viel unbequemer. Vor allem aber läßt sich die Speiseröhre im Liegen bei tiefem Oberkörper viel leichter reinigen als im Sitzen. Schleim, Speichel, Blut und Speiseteile überlagern den

Krankheitsherd oft so, daß am sitzenden Patienten andauernd ausgetupft werden muß.

Bei der diffusen Dilatation ist aber eine Reinigung des Gesichtsfeldes im Sitzen ganz unmöglich. In Schräglage dagegen läuft der Inhalt von selbst aus, vor allem läßt er sich durch den Tubus mit dem Magenschlauch leicht ausspülen. Dasselbe gilt bei tiefsitzenden Fremdkörpern.

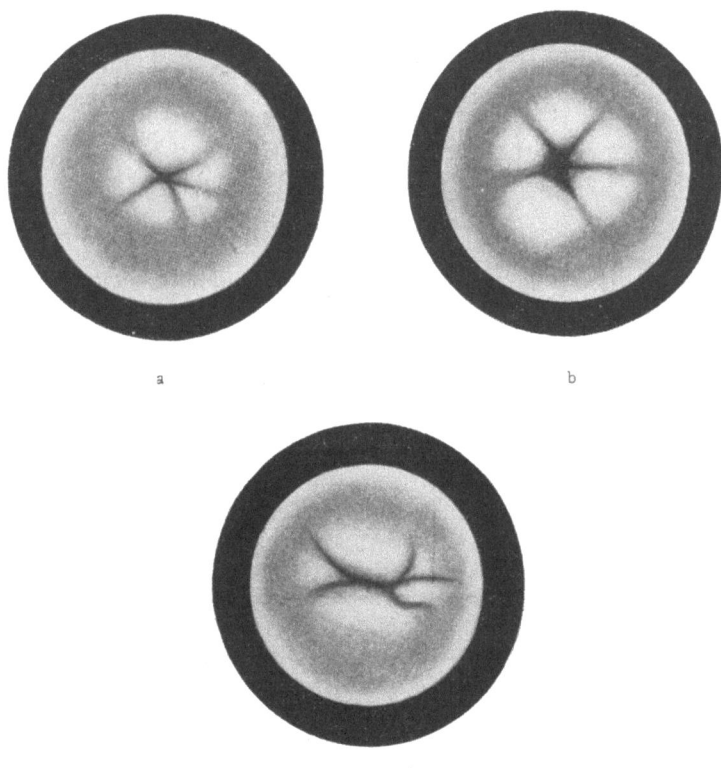

Abb. 8. Ösophagoskopische Bilder:
a) Halsausschnitt,
b) Übergang von Hals in Thorax,
c) Hiatus oesophageus.

Der Kopf ragt über den Tisch frei heraus und ruht in den Händen des Assistenten, der links vom Untersucher steht. Er wird nicht etwa stark nach hinten abgebogen, da ja dann die Speiseröhre über der Wirbelsäule angespannt und verengt wird. Er ruht bequem in den Händen des Assistenten und dieser leitet durch entsprechende Bewegung des Kopfes nach Angabe des Untersuchers das Rohrende. Auf diese Weise erfolgen alle Bewegungen des Rohres in der Speiseröhre am schonendsten. Die Ösophagoskopie klärt uns über das Innere der Speiseröhre auf, über ihre Weite und Lage, über Entzündungen der Schleimhaut, Geschwüre, Verengerungen und Erweiterungen (Tumoren, Divertikel, diffuse Dilatationen). Von ganz unschätzbarem Wert ist aber die Methode zur Diagnose und Therapie verschluckter Fremdkörper, und endlich ermöglicht sie die Probeexzision verdächtiger Gewebspartikel. Eine Schädigung durch Proboexzision habe ich nie gesehen. Die wunde Stelle wird mit Adrenalin betupft Über die Deutung ösophagoskopischer Bilder vergleiche die einzelnen Kapitel.

Ich verweise hinsichtlich der ösophagoskopischen Diagnostik auf meine Arbeiten über Ösophagoskopie (besonders auf das Lehrbuch der Ösophagoskopie 2. Auflage 1914 und „Ösophagoskopie" im Handbuch der spez. Chirurgie des Ohres und der oberen Luftwege von KATZ, FREYSING, BLUMENFELD 3. Auflage 1921).

Eine ganz wesentliche Förderung der Kenntnis der Krankheiten der Speiseröhre verdanken wir der Röntgenuntersuchung.

d) Röntgenuntersuchung

Ich erlebte sie von ihren ersten Anfängen an und habe zum erstenmal ein ZENKERsches Divertikel mittels Röntgenstrahlen untersucht.

Der Untersuchung hat stets eine Durchleuchtung der Thoraxorgane vorauszugehen, wobei der Größe des Herzens, dem Aortenbogen, dem Mediastinum, eventuellen Erkrankungen der Lunge, der Pleuren Aufmerksamkeit zu schenken ist!

Bei Stenosen im unteren Speiseröhrenabschnitt (diffuser Dilatation, Fremdkörper) muß vorher die Speiseröhre ausgespült werden, und zwar in Rückenlage. Ferner ist es notwendig, daß das Kontrastmittel langsam in kleinen Schlucken genommen wird. Manche Fehldiagnose wird dadurch vermieden. Enthält die Speiseröhre noch Schleim und Speisen und wird rasch getrunken, dann bleibt der Speiserest tief unten und täuscht Wanddefekte vor. Bei langsamem Trinken steigt der Inhalt nach oben über den Kontrastspiegel; seine Natur wird so leicht erkannt.

Auch dürfen wir uns nie mit einem Durchmesser begnügen, etwa dem üblichen ersten schrägen. Veränderungen der Vorder- und Seitenwand werden sonst übersehen, besonders Traktions- und Traktions-Pulsions-Divertikel. Da erstere häufig nach oben gerichtet sind, werden sie nur bei tiefliegendem Oberkörper erkannt.

Die Beobachtung wird unter Umständen bei Beckenhochlagerung erleichtert, da dann das Gleiten des Bissens verlangsamt wird.

Es gibt allerdings auch Fälle, in denen im Sitzen das Kontrastmittel langsam gleitet. HOLZKNECHT und OLBERT haben diese Erscheinung als besonderes Krankheitsbild aufgestellt. Ich stehe einem solchen mit KRAUS und RIDDER sehr skeptisch gegenüber. Ein Mensch, der langsamer geht als ein anderer, wird deshalb nicht als krank angesehen werden dürfen.

Auf dem Röntgenschirm erkennt man respiratorische und pulsatorische, von Aorta und Herz übertragene Phänomene, ebenso Peristaltik und Antiperistaltik beim Schluckakt.

Größere Mengen von Luft sind in der Speiseröhre selten festzustellen, dagegen erkennt man häufig längliche oder kugelige geformte Luftblasen, die mit dem Kontrastbrei nach unten gleiten.

Eine enge Zusammenarbeit zwischen Speiseröhrenspezialist und Röntgenologen ist dringend notwendig. Ersterer soll der Röntgenuntersuchung stets beiwohnen, denn häufig ist zur Klärung der Bilder die Einführung von Instrumenten notwendig. In Betracht kommen röntgenfähige Sonden oder solche in denen eine Metallspirale läuft (meine Divertikelsonde).

Zur Auffindung der Kardia bei hochgradig dilatierten Speiseröhren mit sackartigen Ausbuchtungen ist die Einführung ovaler Hg-Schläuche unentbehrlich. Man gibt vorher 1 bis 2 Eßlöffel Kontrastbrei, orientiert sich so über die Lage der Kardia und sucht nun durch Vor- und Zurückschieben den richtigen Weg. Häufig wird er leichter mit der Divertikelsonde gefunden.

Auch die Einführung des Dilatators bei ZENKERschen Divertikeln und kardiotonischen Dilatationen wird der Ungeübte nur hinter dem Röntgenschirm vornehmen.

Wir begnügen uns zur Diagnose nie mit der Durchleuchtung, eine **Aufnahme** ist unbedingt notwendig. Sie gibt uns drastische Bilder und orientiert uns über den Füllungszustand, die Lage und Form, über Stenosen und Erweiterungen u. a.

Die partielle Lumenfüllung nach BERG erlangte eine besondere Bedeutung, da sie „im Gegensatz zu der das gesamte Lumen dehnende, entfaltende und voll ausfüllende Kontrastmittelsäule (Silhouetten oder Profilbild) nur mehr die Vertiefung zwischen den Erhabenheiten der Innenfläche zeigt, ohne die Erhebungen derselben zu überdecken".

Bei normalem Lumen lassen sich die Längsfalten besonders im unteren Abschnitt erkennen, die bei Schleimhautläsionen sichtbare Veränderungen, Unterbrechungen erfahren; so läßt sich auf dem Film ein Reliefbild der Innenauskleidung der Speiseröhre darstellen (Geschwüre, Varizen u. a.).

Ich verzichte darauf an dieser Stelle die Röntgenbilder der einzelnen Krankheiten zu beschreiben, und verweise auf die entsprechenden Kapitel.

B. Spezieller Teil

1. Angeborene Mißbildungen

Bei der Differenzierung von Speiseröhre und Trachea kommt es zuweilen zu keiner vollständigen Trennung beider Organe. Am häufigsten endet der obere Ösophagusabschnitt blind in Gegend der Bifurkation. Schon in den ersten Lebenstagen erweitert sich dieser Abschnitt zu einem Blindsack von zwei- bis vierfachem Umfang einer normalen kindlichen Speiseröhre und verdrängt und komprimiert die Trachea.

Der untere Abschnitt inseriert an der Bifurkation oder an einem Hauptbronchus und verläuft dann mit verengtem Lumen zum Zwerchfell und in den Magen. Nicht selten besteht noch eine offene Kommunikation mit der Trachea, so daß Luft bei der Respiration in den Magen gelangt. Andererseits kann bei Brechbewegungen Mageninhalt nach oben in die Lungen gelangen. Schon in den ersten Lebensstunden stellt sich sofort nach Nahrungsaufnahme Erbrechen ein, verknüpft mit Atemnot und Zyanose. Nach Tagen, wenn sich bereits ein Blindsack ausgebildet hat, kann zunächst anstandslos geschluckt werden. Erst nach einiger Zeit, nach Anfüllen des Sackes, wird erbrochen. Dem Erbrochenen ist bereits Schleim beigemengt.

Auch der obere Blindsack kann gelegentlich mit der Trachea, den Bronchien, kommunizieren. Dann ruft jede geringste Nahrungsaufnahme heftigste Erstickungserscheinungen hervor. Das anhaltende Erbrechen, das Fehlen von Salzsäure deuten auf angeborene Atresie hin. Ein eingeführter Nèlaton-Katheter findet in der oberen Hälfte der Speiseröhre ein elastisches Hindernis. Er kann sich aber auch in dem Blindsack umschlagen und freie Passage vortäuschen (G. Tapp, Kinderärztliche Praxis 1942), deshalb ist es zweckmäßiger, eine elastische geknöpfte Sonde vorsichtig einzuführen. Sie findet in Höhe der Bifurkation ein unüberwindliches Hindernis.

Im Röntgenbild ist die Atresie unschwer zu erkennen. Die Kontrastflüssigkeit gibt einen breiten, bis etwa zur Bifurkation reichenden, unten konvex abschließenden Schatten. Auch der Magen muß geprüft werden. Große Luftansammlung in demselben spricht für Kommunikation des unteren Speiseröhrenabschnittes mit den Luftwegen.

Die Prognose ist schlecht. Teils sterben die Kinder in Inanition, teils an Aspirationspneumonie.

In seltenen Fällen konnte operativ die Verbindung der beiden Ösophagusabschnitte hergestellt werden.

Nun kommt es aber auch vor, daß bei mangelhafter Differenzierung der Speiseröhre, in der Regel auch im Bereich der Bifurkation, eine narbige Verengerung zurückbleibt. Dieselbe kann so gering sein, daß eigentliche Stenoseerscheinungen nicht auftreten und nur bei etwas größeren Bissen eine leichte Hemmung entsteht, die aber nicht hoch angeschlagen wird und selbst nicht zu ärztlicher Befragung führt. Dagegen können solche Narben, zuweilen erst nach Jahr und Tag zu lokalen Spasmen führen, die stunden- und selbst tagelang anhalten können. Mancher Fall von kindlichem Spasmus mag auf solche Narben zurückzuführen sein.

Die Diagnose kann im Ösophagoskop gestellt werden.

Therapeutisch kommt nur eine Dilatierung des ganzen Narbengebietes in Betracht, um den Reiz bei herankommenden Bissen auszuschalten.

Eine sehr seltene Mißbildung ist der Brachyösophagus. Es handelt sich ebenfalls um eine Entwicklungsstörung, bei welcher bei verkürztem Ösophagus Kardia und Magen in den Brustraum verlagert sind.

Das Leiden kann symptomlos bleiben, sich aber auch sofort von Geburt an durch Erbrechen nach jeder Mahlzeit äußern und dann zur Inanition und Dystrophie führen.

Im Röntgenbild läßt sich der Übergang von Speiseröhre in Magen deutlich erkennen.

Eine wirksame Behandlung ist nicht bekannt, wohl aber kann das Erbrechen durch aufrechte Haltung des kindlichen Körpers gemildert werden (vgl. auch Hiatushernie).

2. Entzündungen der Speiseröhre

Sie spielen praktisch keine große Rolle. Am häufigsten sind wohl

a) Katarrhalische Entzündungen

Dieselben werden meist hervorgerufen durch irgendeinen Reiz, so durch heiße Speisen, häufig durch verschluckte Fremdkörper; sie werden aber auch bei Infektionskrankheiten (Typhus, Scharlach, Grippe) beobachtet.

Die üblichen Untersuchungsmethoden versagen; nur im Ösophagoskop erkennt man die Bilder einer Schleimhautentzündung, diffuse Rötung, Schwellung der Schleimhaut, geringen Schleimbelag, Epithelabschilferung und selbst oberflächliche Substanzverluste. Die Entzündung beschränkt sich auf umschriebene Bezirke wie bei verschluckten Fremdkörpern, aber auch größere Abschnitte können von derselben erfaßt sein.

Die Erkrankung kann symptomlos verlaufen, meist führt sie zu leichten Deglutitionsbeschwerden; Schmerzen werden nur geklagt beim Schlucken fester, heißer oder sehr kalter Speisen. Eine besondere Behandlung ist meist nicht erforderlich. Unter leicht flüssiger oder dünnbreiiger Kost heilt die Entzündung ab.

Handelt es sich dabei zunächst um akut verlaufende Entzündungen, so gibt es auch sehr chronische Formen; so in Divertikeln, bei der kardiotonischen Dilatation, über Narbenstenosen und Karzinomen. Auch können sie fortgesetzt sein von Katarrhen des Pharynx und des Magens. Endlich wird dem Alkohol und Nikotin eine ätiologische Rolle zugeschrieben.

Ich weise in den einschlägigen Kapiteln auf die chronische Ösophagitis hin und will nur daran erinnern, daß sie besonders infolge Stauung und Zersetzung in Dilatationen oberhalb von Stenosen irgendwelcher Art die Regel bildet. Infolge der hochgradigen Schleimabsonderung führen sie zu großer Belästigung, dagegen ist das Schlucken infolge des Katarrhs meist nicht gestört. Stärkere Schmerzen gehören nicht zum Krankheitsbild. Es gibt fast symptomlos verlaufende Fälle, abgesehen von den Schleimbeschwerden; meist aber bestehen Parästhesien, die sich zu leichten Schmerzen und unangenehmem Fremdkörpergefühl steigern können.

Die Diagnose ist zu stellen auf Grund der Schleimbildung. Im Ösophagoskop erkennt man eine starke Hyperämie, die Schleimhaut ist diffus gerötet, sie ist zunächst trocken und matt, später wird sie schmutziggrau oder blaßrot, kann nur schwer von anhaftendem Schleim gereinigt werden. In der Kardiagegend ist sie von deutlich sichtbaren Gefäßstämmchen durchzogen, die sich medusenhauptartig um das Lumen des Hiatus oesophageus gruppieren. Höher oben wird die Schleimhaut dunkler, auch lassen sich Niveaudifferenzen beobachten.

Die Sonde findet kein Hindernis, so daß öfters die Fehldiagnose auf Neurose gestellt wird.

Die Therapie beschränkt sich auf leichte, in jeder Hinsicht reizlose Diät. Im Ösophagoskop kommen Pinselungen mit Arg. nitr. oder Adrenalin in Betracht.

Ich empfehle warmes Wasser in kleinen Schlucken dreimal täglich ein Glas; auch Natr. bicarbon. in Lösung, da dieses den Schleim flüssiger macht und von den Wänden ablöst. Auch die auf Seite 26 genannte Salbe kann Erfolg haben, besonders bei Erosionen.

b) Die Oesophagitis phlegmonosa

ist stets als ernsthaftes Leiden anzusehen. Es handelt sich dabei um eine Vereiterung des submukösen Zellgewebes, ohne daß Muscularis und Schleimhaut wesentlich dabei beteiligt sein muß. Am häufigsten tritt sie als Folge einer Verletzung der Speiseröhre auf durch spitze Gegenstände wie Nadeln, Knochensplitter, Sonden, Gräten.

Die Krankheit kommt als umschriebener Abszeß, aber auch als ganz diffuse Phlegmone vor, die größere Abschnitte, ja selbst die ganze Speiseröhre so erfassen kann, daß die gesamte Schleimhaut unterminiert ist. Dieselbe ist lokal oder flächenhaft unregelmäßig vorgebuchtet. Umschriebene Abszesse habe ich im Ösophagoskop beobachtet; Einführung des Tubus bei Verdacht auf Phlegmone würde ich für bedenklich halten, wenngleich eine Perforation ins Lumen erwünscht wäre. Wir wissen aber nie wie weit die Muskulatur einem Druck noch standhält.

Charakteristische Symptome macht die Phlegmone nicht, wohl aber geht sie stets mit Fieber einher. Im übrigen werden Schlingbeschwerden geklagt; beim umschriebenen Abszeß sind sie lokalisiert.

Über eine Therapie ist in der Literatur wenig bekannt. Ich selbst habe nur zwei Fälle von umschriebenem Abszeß durch Fremdkörper gesehen, beide wurden nach Extraktion des Fremdkörpers (spitzes Knochenstück und Gräte) geheilt.

Einige Fälle sind bekannt, in denen durch Inzision Heilung erzielt wurde (GUISEZ, GOTTSTEIN, SEIFERT).

c) Spezifische Entzündungen
(Infektionskrankheiten)

Die Mitbeteiligung der Speiseröhre an Infektionskrankheiten wie Diphtherie, Typhus, Scharlach, Influenza ist so außerordentlich selten, daß es heute nicht möglich ist, charakteristische, für die Diagnose allgemeingültige Befunde am Lebenden zu beschreiben. Fast ausschließlich handelt es sich um Feststellungen an der Leiche. So fanden sich lokalisierte Entzündungen mit fibrinösen Auflagerungen und Infiltrate der Schleimhaut mit Neigung zur Ulzeration und nachfolgender Narbenbildung. Sie kommen bald durch direkte Fortsetzung aus dem Pharynx, wie bei Diphtherie und Soor, bald auf hämatogenem Wege zustande.

Zu diesen seltenen Erkrankungen gehört die Aktinomykose (ein Fall wurde von GOTTSTEIN im Ösophagoskop durch Probeexzision diagnostiziert) und ebenso die Lues. Letztere wurde als Primäraffekt im Leben nie gesehen, wohl aber die sekundäre Manifestation als Plaques; ich habe vor Jahren einen solchen Fall beschrieben, der durch antisyphilitische Behandlung ausheilte. Auch GUISEZ und ARRAND haben sie im Ösophagoskop gesehen. Gummen wurden mehrfach erkannt; sie können das Lumen verengende Tumoren bilden, können zerfallen und in die bekannten Bilder ,,wie mit dem Locheisen ausgestanzte" Geschwüre übergehen. Die Folge sind stets sehr hartnäckige Strikturen.

Wir finden gelegentlich bei der Ösophagoskopie in der Speiseröhre Narben unbekannten Ursprungs. Manche derselben mögen luetisch bedingt sein. Die WASSERMANNsche Reaktion ist in solchen Fällen angebracht.

Für die Diagnose ist die Anamnese sowie andere sichere luetische Manifestationen von Bedeutung. Gesicherte ösophagoskopische Bilder kennen wir noch nicht. GOTTSTEIN hat als erster ein Gumma diagnostiziert und den Verlauf im Ösophagoskop kontrolliert.

Therapeutisch kommt die antiluetische Behandlung in Betracht. Die Beseitigung einer Striktur folgt den Richtlinien bei Verätzungsstrikturen.

Auch die Tuberkulose der Speiseröhre ist im Verhältnis zur Häufigkeit der tuberkulösen Erkrankungen äußerst selten. Sie kommt vor als Kontaktinfektion, allerdings nur bei bereits geschädigter Speiseröhre (Verätzung, Ulkus, Karzinom). Die intakte Speiseröhre läßt tuberkulöses Sputum glatt passieren.

Am häufigsten greift ein tuberkulöser Prozeß aus der Umgebung (Drüsen, Pleura, Lungen, Wirbelsäule) direkt auf die Speiseröhre über. Aus dieser Verbindung mit Nachbarorganen entstehen zuweilen Perforationen. Ein dritter Weg ist die hämatogene Infektion.

Ich habe einen solchen Fall veröffentlicht, bei dem eine ausgebreitete Tuberkulose nahezu alle Organe, vor allem auch die mediastinalen Drüsen ergriffen hatte. Die Speiseröhre war hochgradig dilatiert (kardiotonische Ösophagusdilatation bei völliger Zerstörung beider N. vagi) und starr in die Umgebung eingemauert, und doch war zwischen der Tuberkulose der Schleimhaut (Konglomerattuberkel und Geschwüre) und der Umgebung kein direkter Zusammenhang zu finden. Die tuberkulösen Veränderungen hatten nach außen nirgends die Muskularis durchbrochen, sie konnten nur auf hämatogenem Weg entstanden sein (s. Abb. 55).

Eine Symptomatologie läßt sich noch nicht aufstellen. Mein Patient hat nie über Schlingbeschwerden geklagt.

Die Diagnose am Lebenden kann nur im Ösophagoskop durch Probeexzision gesichert werden.

Da die Ösophagustuberkulose Teilerscheinung einer manifesten Tuberkulose anderer Organe ist, erfordert sie, abgesehen vielleicht von schmerzlindernden Mitteln (Euphagin, Anästhesin) keine besondere Behandlung.

Nachfolgende Strikturen müssen entsprechend behandelt werden.

Hier sollen auch noch die Varizen erwähnt werden.

3. Varizen

Bei hochgradiger Pfortaderstauung (so bei Leberzirrhose, Leberlues, Pfortaderthrombose, Kompression usw.) erweitern und verlängern sich die Ösophagusvenen varizenartig. Man sieht dann im unteren und mittleren Abschnitt der Speiseröhre mehrere parallel gerichtete bis bleistiftdicke, das Schleimhautniveau stark vorbuchtende und aus demselben blau hervorschimmernde, geschlängelte Venenstränge oralwärts ziehen.

Dieselben neigen zur Geschwürsbildung und zur Blutung ohne alle Vorboten. Ohne daß jemals Schlingstörungen bestanden kann die Blutung plötzlich und profus einsetzen. Nicht selten verläuft dieselbe tödlich. In anderen Fällen wiederholen sich die Blutungen und führen zu schwerer Anämie. Mitunter gehen einer Blutung längere Zeit leichte Schlingstörungen im unteren Speiseröhrenabschnitt voraus.

Ich habe auch Fälle gesehen, in denen längere Zeit sputumartige Blutklumpen herausgewürgt wurden, bis eine heftige Blutung dem Leben doch ein Ziel setzte. WOLF und BERG haben Varizen im Röntgenbild festgestellt. Die Kontrastpassage ist verlangsamt, die Beschläge haften lange; in denselben prägt sich das Relief der Varizen aus.

Vor Sondierung und Ösophagoskopie ist zu warnen.

Wird Blut in Fällen von Pfortaderstauung erbrochen, dann muß stets an Varizen gedacht werden.

Eine wirksame Therapie gibt es nicht; man wird sich auf Diätvorschriften beschränken müssen, eventuell die Ernährung von oben ganz sistieren. Zur Deckung von varikösen Geschwüren kommt die auf S. 26 beschriebene Bismuthmixtur in Betracht. Eispillen, blutstillende Mittel (Clauden, Gelatine, Secale usw.) können versucht werden. Im übrigen ist das Hauptleiden zu behandeln.

Ich warne dringend vor großen Bluttransfusionen und Kochsalzinfusionen, da durch Erhöhung des Druckes im Blutkreislauf immer wieder neue Blutungen ausgelöst werden.

4. Kompressionsstenosen

In jeder Höhe kann die Speiseröhre einem Druck von außen ausgesetzt sein. Schon der verknöcherte Ringknorpel kann zu einer Verengerung des Einganges in die Speiseröhre führen; so lernten wir ihn als Teilursache für die Entstehung der ZENKERschen Divertikel kennen. Auch Strumen und Halslymphdrüsen können einen Druck auf den obersten Teil der Speiseröhre ausüben. Ich verweise auf meinen S. 70 Abb. 25 beschriebenen Fall.

Innerhalb des Thorax können Aneurysmen des Aortenbogens und der Aorta descendens, aber auch Tumoren des Mediastinums (Karzinome, Lymphsarkome) und der Wirbelsäule die Speiseröhre komprimieren. Und endlich kann ein vergrößertes Herz (bes. d. l. Vorhof) Ursache der Kompression sein. Ich habe einen Fall gesehen, bei dem ösophagoskopisch bei 38 cm die Ösophaguswand tumorartig eingebuchtet war. Die Obduktion ergab eine Kalkplatte der Pleura, welche das Lumen stenosiert hatte.

Einst wurde ich zu einem Patienten zugezogen, bei dem die Speiseröhre von etwa 25 cm an hinter der Zahnreihe vollständig verschlossen war, so daß nicht einmal Flüssiges mehr durchging. Er wurde durch eine Magenfistel ernährt. Als Ursache war röntgenologisch Kompression durch ein faustgroßes Bronchialkarzinom angenommen. Das Schluckvermögen konnte ich wieder vollständig herstellen. Eine Operation ergab einen über faustgroßen Lungenabszeß (s. Abb. 9).

Hier sind auch große Divertikel, sowohl ZENKERsche wie tiefsitzende ösophageale, zu erwähnen und ebenso Hiatushernien, welche eine Kompression der Speiseröhre verschulden können.

Die Symptomatologie ist oft auffallend arm. Selbst bei großen Tumoren können Stenoseerscheinungen ganz fehlen. Das hängt mit der großen Ausweichmöglichkeit der Speiseröhre besonders im thorakalen Abschnitt zusammen. Im allgemeinen werden allerdings auch Schlingstörungen geklagt, ebenso wie Schmerzen. Wo sich diese zu Koliken steigern, nehme ich mit HASLINGER reflektorisch ausgelöste Spasmen an.

Die Diagnose ist oft schon durch die übliche physikalische Untersuchung zu stellen, so bei Aneurysmen, großen Tumoren, tastbaren Strumen und Drüsenschwellungen. Im Röntgenbild ist eine Kompressionsstenose meist zu erkennen, eventuell am Ausweichen der Speiseröhre aus ihrer normalen Lage, aber auch an der Verengerung der Kontraststraße und endlich am Schatten des eventuellen Tumors, des Aneurysmas oder des verbreiterten Herzens. Divertikel und Hiatushernien bieten keine diagnostischen Schwierigkeiten.

Sondierung fördert die Diagnose nur, wenn es sich um umschriebene Vorbuchtungen der Wandung handelt. Die Divertikelsonde orientiert uns dann über Lage und Ausdehnung, der Magenschlauch über den Grad der Stenose.

Das ösophagoskopische Bild ist charakterisiert durch eine einseitige (zweiseitige bei Strumen) Verengung des Lumens. Die Wandung wird an dieser Stelle meist kugelig ins Lumen hereingedrängt, so daß ein eigentliches Lumen ganz verschwindet und nur ein halbmondförmiger Spalt bleibt. Bei starker Kompression wird auch die der Kompressionsstelle gegenüberliegende Wandstelle verdrängt, so daß bei zentraler Einstellung des Rohres kein Spalt mehr zu erkennen ist.

Die Schleimhaut hat oft normales Aussehen, häufiger zeigt sie Zeichen der Entzündung, ist blaß, schmutziggrau, von Gefäßchen durchzogen und trocken, oder sie ist mit kleinen Erosionen bedeckt, die bei Betupfen bluten. Charakteristisch ist die Verschieblichkeit der Schleimhaut auf der Unterlage, zumindest solange keine Verwachsung mit der Speiseröhre stattgefunden hat.

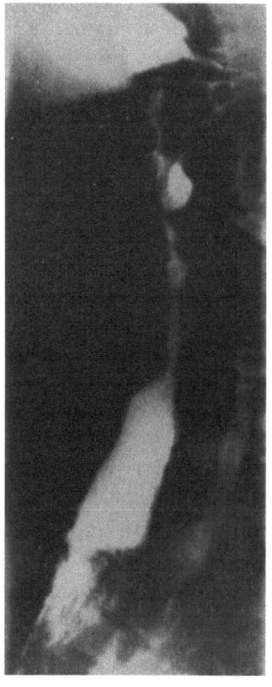

Respiratorische Verschieblichkeit fehlt in der stenosierten Wandpartie, auch bei maximaler Inspiration findet kaum eine Erweiterung des Lumens statt.

Ebenso können pulsatorische Phänomene fehlen. Oberhalb der Stenose kann sich allmählich eine mäßige Dilatation entwickeln mit allen für diese charakteristischen Symptomen.

Nun gibt es aber von diesem Typus alle möglichen Abweichungen, die die Diagnose erschweren können.

Das Lumen kann sehr wenig verengt sein, wie man es bei Wandinfiltration des beginnenden Karzinoms sieht. Die Schleimhaut kann unverschieblich sein, kann starke Entzündungserscheinungen zeigen.

Differentialdiagnostisch kommen Tumoren des Ösophagus in Betracht (vgl. das Kapitel über Karzinome).

Eventuell wird man nur durch Probeexzision Klarheit bekommen. Allein man wird sie nur, wenn wichtige Entscheidungen davon abhängen, ausführen. Im Zweifelsfall muß die Ösophagoskopie wiederholt werden.

Abb. 9. Kompression durch überfaustgroßen Lungenabszeß. Operation. Heilung.

In therapeutischer Hinsicht kommt bei hochsitzenden Stenosen ein operativer Eingriff, bei intrathorakalen Tumoren Bestrahlung in Frage. Bei erheblichen Stenosen ist eine Sondenbehandlung erforderlich.

5. Ulcus oesophagi (pepticum)

Das Speiseröhrengeschwür gehört hinsichtlich der Diagnose in vivo zu den schwierigsten Kapiteln der Ösophaguskrankheiten. Ich beherrsche gewiß die Untersuchungsmethoden der Speiseröhre, aber nur in ganz wenigen Fällen gelang mir die Diagnose, und auch in diesen nur mit Hilfe der Probeexzision im Ösophagoskop. Ich wundere mich immer wieder, wenn in Handbüchern mit großer Sicherheit große Kapitel den Geschwüren gewidmet werden, da wir doch nur sehr wenig über ihre Klinik kennen. Die Schwierigkeit liegt vor allem in der Abgrenzung gegenüber dem Karzinom. Die Geschwürsfälle, die mir von auswärts zugesandt wurden, kamen ausnahmslos mit der Diagnose: Kardiakarzinom.

Meist müssen wir uns zunächst mit der Wahrscheinlichkeitsdiagnose begnügen, erst der Verlauf, die Zeitdauer bringt die Klärung. In der Symptomatologie spielen Stenoseerscheinungen, Schmerzen und Spasmen eine wesentliche Rolle. Meist finden dicke Bissen an ganz umschriebener Stelle im unteren Speiseröhrendrittel eine Hemmung, während Flüssiges lange Zeit gut durchgeht. An der gleichen Stelle treten beim Passieren der Bissen Schmerzen auf. Außerhalb des Schluckaktes können Schmerzphänomene ganz fehlen; es gibt aber auch Fälle, in denen auch unabhängig von der Deglutition über brennende Schmerzen geklagt wird.

Ein sehr häufiges Symptom sind Spasmen oberhalb des Geschwüres. Ich glaube, daß sie die wesentliche Ursache der Schluckstörung sind.

Die genannten Störungen haben ihren Sitz im unteren Abschnitt, nur Spasmen können auch am Ösophagusmund und im Kardiagebiet eintreten. Regurgitation ist wohl ebenfalls auf den spastischen Verschluß über dem Ulkus zurückzuführen. Die regurgitierten Speisen sind spärlich, vollkommen unverdaut, enthalten in Frühfällen kaum Schleim, wohl aber gelegentlich etwas hellrotes Blut.

Blutungen sind ein häufiges Symptom. Meist sind es nur hellrote, kleine Blutbeimischungen des Regurgitierten. Selten handelt es sich um größere Blutungen, die verhängnisvoll enden können.

Auch schwarzes Blut kann ausgeworfen werden. Es entstammt dem Ulkus, ist aber im Magen umgewandelt worden.

Der ovale Schlauch passiert bald ganz glatt, bald gleitet er nach kurzer Hemmung, manchmal findet er einen absoluten Verschluß. Selbst bei vorsichtigster Einführung kann er heftigen Schmerz auslösen. Genaueren Aufschluß gibt die Divertikelsonde. Sie verläuft zunächst ganz anstandslos, plötzlich wird Schmerz empfunden, der nach etwa 3 bis 4 cm ganz verschwindet. Man kann daraus auf die Längenausdehnung des Geschwüres schließen. Aber auch eine genaue Lokalisation in der Zirkumferenz läßt sich feststellen. Befindet sich die abgebogene Olive im Schmerzgebiet, dann kann der Schmerz plötzlich aufhören bei Drehung der Olive in gleicher Höhe. Im schmerzhaften Bereich kann man leichte Unebenheiten tasten, es ist aber nicht die Regel.

Bei vorsichtiger Handhabung der Divertikelsonde ist jede Gefahr ausgeschlossen. Ich habe nie eine Schädigung, nie eine Blutung gesehen. Trotzdem kann ich nur dem Geübten zur Anwendung der Divertikelsonde raten. Sind Blutungen vorausgegangen, dann sieht man von jeder Sondeneinführung ab.

Es muß aber hervorgehoben werden, daß es Fälle von Ulkus gibt, die im Leben nie Erscheinungen gemacht haben und erst bei der Sektion gefunden wurden (Abb. 10).

Die Röntgenuntersuchung kommt selten über eine Wahrscheinlichkeit hinaus. Die Bilder des Geschwüres sind ganz uncharakteristisch, eine runde Aussparung mit Nische, wie sie beim Magenulkus die Regel ist, kommt beim Ulcus oesophagi kaum zustande. Ist eine Aussparung zu erkennen, dann ist dieselbe meist längs oval (s. Abb. 10). Der Übergang von normaler in ulzerierte Schleimhaut ist nicht immer scharf begrenzt, er kann zerfranst, ganz unregelmäßig begrenzt sein.

Der Faltenverlauf wird mehr oder weniger plötzlich unterbrochen.

Auch die Ösophagoskopie führt nur selten zur eindeutigen Diagnose. Das Geschwür ist als solches zu erkennen, man kann eine Abgrenzung vom normalen Gewebe erkennen, man sieht Granulationen, die bei Betupfen mit Watte bluten können, Symptome, die auch beim beginnenden Karzinom vorkommen. Den Ausschlag kann natürlich die Probeexzision geben. Ich verfüge aber auch über Karzinomfälle, in denen die Probeexzision negativ ausfiel. Man wird ja ein Probestück stets nur dem Rande entnehmen, da eine Exzision vom Geschwürsgrund nicht ungefährlich ist.

So wird, wie gesagt, die Diagnose lange im Zweifel bleiben.

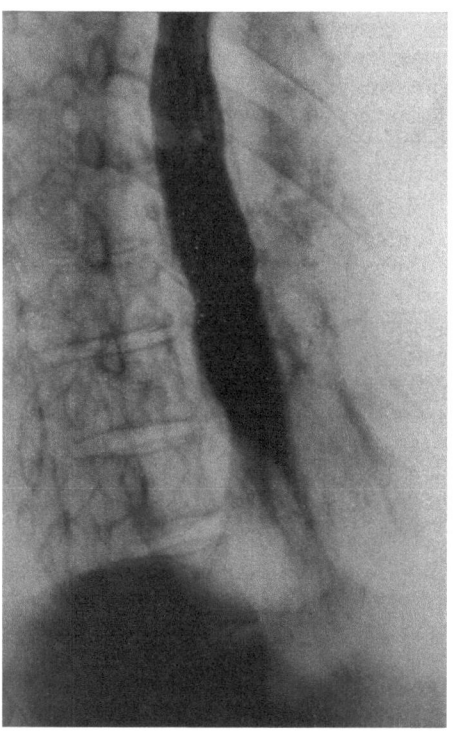

Abb. 10. Ulcus pepticum oesophagi.

Zugunsten eines gutartigen Ulkus spricht das Ausbleiben von Kachexie, die lange Dauer des Prozesses, das Fehlen einer Dilatation, die fehlende Ausbreitung des Prozesses bei mehrmaliger Ösophagoskopie und Röntgenuntersuchung, schließlich das Nachlassen der Schmerzen und Spasmen bei Ausheilung und Übergang in eine narbige Stenose, die dann leicht festzustellen ist, da sie ganz umschrieben ist, sich nur auf das untere Drittel beschränkt, sich scharf von der Umgebung abhebt.

Sitz eines Prozesses im unteren Drittel muß stets auch an Ulcus pepticum denken lassen. Endlich sollte man sich in Zweifelsfällen nie auf nur eine einzige Ösophagoskopie mit Probeexzision verlassen. Differentialdiagnostisch kommt eigentlich nur das beginnende Karzinom in Frage. Ich beziehe mich auf das beim ,,Karzinom" Gesagte (s. S. 00). Die Prognose des Ulcus oesophagi ist im allgemeinen nicht schlecht. Die Geschwüre heilen in Wochen oder in Monaten aus. Die verhältnismäßig seltenen Perforationen oder große Blutungen können zum Tode führen.

Hinsichtlich der Ätiologie herrscht noch keine Übereinstimmung. Das Leiden kann in jedem Alter, auch im jugendlichen, vorkommen. Früher nahm man allgemein an, daß es sich um abgeirrte Inseln von Magenschleimhaut handelt.

Mir war es auffallend, daß in vier meiner Fälle von kardiotonischer Ösophagus-Dilatation nach deren Ausheilung Ulcera peptica auftraten, also in einer Zeit, in der der saure Magensaft nach oben steigen konnte.

Das pathologisch-anatomische Bild des Ulcus oesophagi gleicht demjenigen des Magengeschwüres, nur ist es nicht kreisrund, sondern stets oval und längsgerichtet, eine wallartige Umgrenzung kann fehlen; der Geschwürsgrund ist mit Granulationen ausgefüllt, die Farbe ist schmutzig dunkelrot. Das Geschwür ist bald oberflächlich, bald greift es in tiefere Schichten, und Fälle sind bekannt, in denen eine Perforation in die Umgebung zum Tode führte.

Therapie

Beim Speiseröhrengeschwür sind hinsichtlich der Behandlung dieselben Grundsätze geltend wie beim Ulcus ventriculi. Vor allem muß jeder Reiz ferngehalten werden, feste Nahrung ist zu vermeiden. Nur eine schleimige oder flüssige Kost (Milch, Schleimsuppe, dünne durchpassierte Breie) ist gestattet. Sehr bewährt hat sich mir eine fettreiche Diät und selbst reines Olivenöl löffelweise genommen. Zur Deckung des Geschwüres, aber auch um einen sauren Magensaft zu neutralisieren, gebe ich Bismuth. subnitr. und Magnesia. (Magn. usta 10,0 Natr. bicarbon. 20,0 Bismuth subnitr. 5,0 3mal täglich einen Kaffeelöffel voll vor jeder Mahlzeit.)

Zur direkten Einwirkung auf das Ulkus dient folgende Salbe: Rp. Bism. subnitr. 2,5 Ung. glycerini ad 50,0, bei Schmerzen Zusatz von Anaesthesin 1,0 die in dünner elastischer Hohlsonde bis zum oberen Beginn des Geschwüres herangeführt und durch einen passenden Mandrin in den Geschwürsbereich gedrängt wird. Dies nach jedem Essen.

Die Schmerzen und Spasmen müssen eventuell durch Narkotika und Antispasmodika (Oktin, Pacyl usw.) bekämpft werden. Löst selbst eine flüssige Diät Schmerzen aus, dann bleibt nur die Anlegung einer Nährfistel, die bis zur Vernarbung bestehen bleibt und bei hochgradiger Stenose der Behandlung mit dem Dilatationsschlauch dient.

Ich bin aber bis jetzt stets ohne diesen ausgekommen. Sistierung der Schmerzen beim Schluckakt und der Spasmen läßt auf Heilung des Geschwüres schließen. Sie erfolgt stets mit Bildung einer Narbe. Ist sie wandständig, dann führen wir zwei- oder dreimal wöchentlich einen gut geölten ovalen Schlauch ein, der am Einführungsende keine Augen hat. Zirkuläre Stenosen müssen aber frühzeitig vorsichtig mit den elastischen geknöpften Sonden behandelt werden. Noch junge Narben lassen sich so leicht dehnen. Bekommen wir aber Kranke erst im Stadium der Striktur in Behandlung, dann haben wir uns nach den Prinzipien wie bei den Verätzungsstrikturen zu richten.

Hier seien auch kurz die Dekubitalgeschwüre erwähnt. Sie entstehen durch dauernden Druck von außen oder innen. So wurden sie bei Anlegung der Dauersonde beobachtet. Ich kann eine Indikation für die Dauersonde, seien es Laminariastifte, Dauerkanülen oder Bougies, nicht anerkennen.

Nicht allzu selten sind Dekubitalgeschwüre bei alten, bettlägerigen, kachektischen Kranken zu beobachten, die sich gegenüber dem Ringknorpel entwickeln. Die verknöcherte Ringknorpelplatte drückt das geschwächte Gewebe der Schleimhaut gegen die Wirbelkörper und erzeugt so eine Nekrose. Am häufigsten werden diese Dekubitalgeschwüre bei Typhus und Tuberkulose beobachtet, die zu langer Bettruhe in horizontaler Lage zwingen. Sie treten dann meist erst kurz vor dem Tode auf. Eine häufige Ursache für Druckgeschwüre bilden längere Zeit in der Speiseröhre verweilende Fremdkörper, und endlich wurden sie infolge von Druckwirkung von Aneurysmen des Aortenbogens und der Aorta descendens beobachtet.

Eine sichere Diagnose ist im Leben meist nicht zu stellen. Schluckschmerz im obersten Speiseröhrenabschnitt mag darauf hinweisen. Die Behandlung ist machtlos.

6. Oesophagitis corrosiva

Sie ist praktisch die weitaus wichtigste Entzündungsform der Speiseröhre und steht hinsichtlich der Häufigkeit des Vorkommens dem Karzinom nicht viel nach.

Hervorgerufen wird sie durch Verätzung mittels chemisch reizender Stoffe, die versehentlich oder in selbstmörderischer Absicht getrunken werden.

Weitaus am häufigsten handelt es sich um Laugen wie Kali-Natronlauge, Putzsoda, Bäckerlauge, Seifenstein u. a. In Süddeutschland bildet die Laugenbretzel eine beliebte Volksnahrung; die Bretzeln werden vor dem Backen mit Lauge überstrichen; so erklären sich die vielen Verätzungen mit Bäckerlauge, die in jeder Backstube steht.

Seltener sind die Verätzungen durch Säure wie Schwefelsäure, (Vitriol) Salzsäure, Salpetersäure, Oxalsäure (saures Kleesalz) Karbolsäure, ferner Korrosivgifte (Sublimat, Kupfervitriol, Arg. nitr.); auch Spezialpräparate wie Wasserglas, Schuhwichse, Imi u. a. m. habe ich als Ursache von Verätzungen gesehen.

Auch an dieser Stelle möchte ich die dringende Forderung aufstellen, daß die Abgabe konzentrierter Gifte, wie z. B. Essigessenz in gewöhnlichen Flaschen (Bierflaschen usw.), verboten wird und solche nur in besonders gearteten Flaschen mit entsprechender Aufschrift abgegeben werden dürfen.

Durch eine gesetzliche Verordnung könnte viel Unheil vermieden werden! Erst jüngst wurde mir wieder eine Frau eingeliefert, die morgens 7 Uhr versehentlich Essigessenz getrunken hatte. Um 11 Uhr war sie tot.

Unter den Verätzten befindet sich ein hoher Prozentsatz von Kindern. Ich habe stets Kinder mit Ätzstrikturen in Behandlung. In diesen Fällen liegt die Schuld am Leichtsinn der Eltern, die Ätzstoffe herumstehen lassen und deshalb von Rechts wegen zur Rechenschaft gezogen werden müßten.

Die Intensität der Verätzung ist verschieden, je nach der Konzentration des verschluckten Giftes und dem Verweilen an einer Stelle. Im allgemeinen ist sie weniger stark bei versehentlicher Einnahme, da ja meist schon im Munde das Versehen erkannt wird und nur wenig in die Speiseröhre läuft.

Nicht immer. Eines Tages suchten mich drei Feuerwehrleute auf. Nach der Übung noch im Frühdunkel sehnten sie sich nach einem Schnaps. Die Wirtin verwechselte in der Dunkelheit die Flasche, und die Feuerwehrmänner tranken à tempo die Gläser mit Lauge restlos aus.

Prädilektionsstellen für das Haftenbleiben bilden die physiologischen Engen. Aber auch an jeder anderen Stelle kann die Ätzflüssigkeit längere Zeit verweilen infolge von Spasmen, die als Abwehrreflex das Lumen verschließen. Der spastisch kontrahierte Pylorus spielt dabei eine verhängnisvolle Rolle, da nicht selten eine Magenperforation folgt.

Das Symptombild ist verschieden, je nachdem es sich um Säure- oder Laugenverätzung handelt.

Die Laugenverätzungen verlaufen meist still und ruhig, verursachen oft keinerlei Schmerz, nur Druck und Erschwerung des Schluckaktes.

Das Bild der Säureverätzung ist oft äußerst stürmisch. Die Säuren werden ja meist suicidii causa und deshalb in großer Menge genommen. Vor allem rufen sie sofort äußerst heftige Schmerzen im Mund, dem Rachen, in Brust und Rücken hervor.

Ich bin längst gewohnt, wenn ich bei Einlieferung schon aus dem Krankenhausgarten oder dem Untersuchungsraum ein furchtbares Schreien höre, an eine Säurevergiftung zu denken. Die Kranken stöhnen und schreien, verfallen bald in einen kollapsartigen Zustand, der durch plötzliche grelle, markdurchdringende Schreie unterbrochen wird. Der Puls wird klein, die Pupillen weit und reaktionslos. Allmählich stellt sich Bewußtlosigkeit ein. Meistens werden Blut, Schleim und Hautfetzen erbrochen. Völlige Unfähigkeit zu schlucken, selbst Flüssiges passiert nicht. Nur unter großen Kampherdosen kann der Schok überwunden werden, Morphium lindert die Schmerzen.

Häufig tritt der Tod in den ersten Stunden durch die Giftwirkung ein; wenn nicht, dann kann immer noch durch Perforation des Magens, des Darmes, durch Nierenstörung mit Anurie ein tödlicher Ausgang folgen.

Nach einigen Tagen kann sich in günstigen Fällen der Zustand mildern, die Schmerzen lassen nach, das Fieber schwindet, ja die Möglichkeit zu schlucken kehrt wieder, besonders nach Entleerung größerer Schleimhautstücke. Bei einem meiner Patienten stieß sich die ganze Schleimhaut als zusammenhängende Röhre aus. Unmittelbar danach konnte er Flüssiges schlucken.

An einem anatomischen Präparat in Heidelberg fehlt ebenfalls die ganze Schleimhaut, eine Verengerung des Lumens ist nicht feststellbar. Pathologisch-anatomisch finden sich in Mund und Speiseröhre oberflächliche Entzündungen der Schleimhaut, die unter Abstoßung des Epithels und der

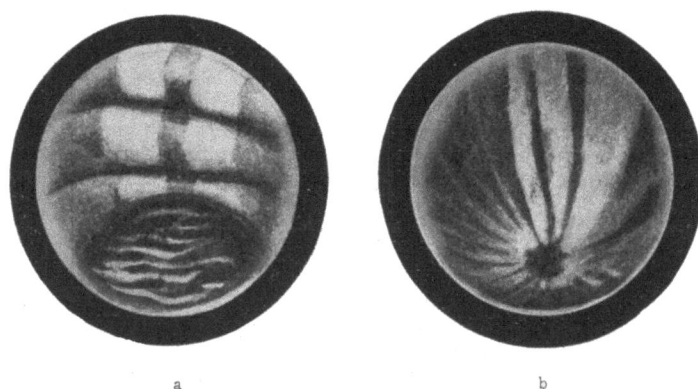

Abb. 11. Säureverätzung. Ösophagoskopische Bilder.
a) Zwei bandförmige Narben bei 24 cm.
b) Dieselbe Speiseröhre. Trichterförmige Stenose bei 28 cm.

oberen Schleimhautschicht restlos ausheilen kann, selbst ohne Hinterlassung von sichtbaren Veränderungen, wie ich mich im Ösophagoskop öfters überzeugen konnte. Meist bleiben aber weiße, oberflächliche Narben zurück, die noch keine Stenosen bilden (s. Abb. 11a u. b).

Hat aber die Verschorfung tiefer gegriffen, ist sie auf Submukosa und Muskularis übergegangen, dann resultieren nach Abstoßung des Schorfes schwere narbige Veränderungen mit Stenosebildung, Falten, Ausbuchtungen, kurz die mannigfaltigen Spätveränderungen, die von Hacker in klassischer Form beschrieben hat. Er unterscheidet häutige, leistenförmige, klappenartige, ringförmige und schwielig-kallöse Stenosen.

Selten findet sich nur eine Verengerung, in der Regel ist dieselbe mehrsitzig, ausnahmsweise total die ganze Speiseröhre umfassend. Ringförmige Stenosen führe ich auf Spasmen zurück, über denen die ganze Zirkumferenz des Lumens bespült wird, ebenso die im unteren Abschnitt häufig anzutreffenden röhrenförmigen, 6 bis 8 cm nach oben vom Zwerchfell reichenden Stenosen.

Oberhalb der Stenose kann sich eine Dilatation ausbilden, die aber meist nicht hochgradig ist (s. Abb. 13).

Eine besondere Untersuchung der Speiseröhre erübrigt sich. Man erfährt meist vom Kranken, daß er etwas ,,Unrechtes" getrunken hat. An Lippen, Mund und Rachen erkennt man Verbrennungsfolgen, die Schleimhaut ist weißlich verändert.

Wurde die Substanz versehentlich genommen, dann wurde meist schon eine Flüssigkeit (Milch) nachgetrunken, wodurch das Gift verdünnt wurde, mitunter ist auch schon Erbrechen eingetreten.

Der Hausarzt oder das Krankenhaus werden aufgesucht.

Nun ist aber **sofortiges Handeln dringend nötig**: von demselben kann das weitere Schicksal abhängen.

Die **Behandlung** fällt in die Domäne des praktischen Arztes, der meist den Kranken zuerst sieht. Morphium und Kampfer lindern die Schmerzen und beleben die Herztätigkeit. Dann wird **sofort zum Magenschlauch** gegriffen, der gut eingeölt über den Ösophagusmund geführt wird. Nun läßt man durch den Schlauch Öl einlaufen und führt ihn vorsichtig nach unten. Ich verwende hierzu ovale Schläuche, die in der ganzen Zirkumferenz kleine, stecknadelkopfgroße Öffnungen besitzen, bis 24 cm nach oben. Dagegen fehlen die großen üblichen Augen. Durch diese Öffnungen bespült das in den Magenschlauch eingegossene Öl die ganze Wandung während der Schlauch tiefer gleitet.

Ist man eben im Magen angelangt, dann wird eine mäßige Menge Milch oder Wasser eingegossen. Meist, bei Säureverätzung stets, entleert sich Schleim, Schleimhautschorfe, blutige Detritusmassen. Durch diese Maßnahme wird nicht nur das Gift verdünnt, sondern auch solches infolge eines spastischen Pylorusverschlusses im Magen zurückgehaltenes nach außen entfernt. Daß eine Ausspülung auch noch nach Stunden von Wert sein kann, habe ich mehrfach erlebt. So habe ich öfters, in einem Fall noch nach 5 Stunden, in Schleim dicht eingehüllte Partikel von Sublimatpastillen ausgespült. Große Mengen Spülwasser sind zu vermeiden, da wir nie wissen, wie weit die Magenwand angeätzt ist. Brechmittel sind aus demselben Grund zu vermeiden. Von mancher Seite wurde vor der Einführung des Magenschlauches gewarnt. Ich habe niemals einen Schaden gesehen. Ist kein Magenschlauch vorhanden, dann läßt man zunächst Öl und dann etwas Milch trinken und schickt den Kranken so rasch wie möglich in ein Krankenhaus.

Ist die Spülung gemacht, dann empfehle ich als Deckmittel Orthoform, Airol, Bismuth. subnitr., letzteres etwa in folgender Form:

Rezept: Bismuth. subnitr. 10,0, Sir. Althacae 20,0, Glycerin 10,0 Aqu. dest ad 200,0, gut umschütteln, kaffeelöffelweise.

Bei starkem Durstgefühl sind Eispillen, Tropfklystiere und Infusionen angebracht.

Was soll nun weiter geschehen? Die alte Wiener Schule von BILLROTH, VON HACKER, EISELSBERG, V. MIKULICZ, TELEKY u. a. stand auf dem Standpunkt, daß frische Verätzungen so lange in Ruhe gelassen werden sollen, bis sich Stenoseerscheinungen einstellen. Die Kranken wurden also nach etwa 8 bis 10 Tagen nach Hause entlassen; sie konnten ja wieder schlucken und sollten sich erst wieder vorstellen, wenn sie Schluckbeschwerden haben; TELEKY hat noch 1904 empfohlen, ,,daß man mit der methodischen Dilatation durch Sonden vor den ersten 2 bis 3 Monaten nach der Verätzung nicht beginnen soll''.

Allein nach 2 bis 3 Monaten sind aber bereits erhebliche Veränderungen vor sich gegangen, die eine Heilung außerordentlich erschweren und trotz aller Kunstfertigkeit des Arztes nicht selten doch noch zum Tode führen. Das geht aus den Wiener Arbeiten klar hervor.

Nun habe ich mir schon Ende der 90er Jahre angesichts solch schwieriger Fälle die Frage vorgelegt, ob es nicht möglich wäre, Strikturen nach Verätzungen zu verhüten oder doch in einem so frühen Stadium zu behandeln, in dem sie noch weich und nachgiebig sind.

So kam ich auf die Früh- resp. Sofortbehandlung nach Verätzungen. Meine Erfolge waren so gut, daß ich schon 1906 auf dem internationalen Kongreß in Lissabon über meine diesbezüglichen Erfolge in einem Vortrag berichten konnte. Seitdem bin ich in Wort und Schrift für eine Sofortbehandlung der Verätzungen eingetreten, durch welche die Bildung einer Striktur ganz verhütet werden kann.

Die Ärzteschaft scheute sich aber vor einer Nachprüfung, und erst 1927 ist dann auch SALZER in der Gesellschaft der Ärzte in Wien für eine Frühbehandlung bei Kindern eingetreten. Aber auch heute noch werden mir reichlich Verätzte mit derben Strikturen zugewiesen, die einer oft sehr mühsamen und langwierigen Behandlung bedürfen.

Mein Sofortverfahren ist so einfach, daß es von jedem praktischen Arzt ausgeführt werden kann.

Sind die akuten Erscheinungen abgelaufen, was nach Laugenverätzung nach 1 bis 3 Tagen, nach Säuren nach 6 bis 8 Tagen der Fall ist, dann wird sofort ein dicker, ovaler Magenschlauch von 7 cm Umfang, gut eingeölt oder mit Katheterpurin bestrichen, eingeführt, bis eben die Kardia überschritten ist (also bis etwa 45 cm), und bleibt $\frac{1}{2}$ Stunde liegen. Ich verwende dazu die oben erwähnten Schläuche, die unten nicht die üblichen großen Augen, sondern nur in der ganzen Zirkumferenz kleinste Öffnungen haben, durch welche während der Einführung dauernd die Wand mit Öl bespült wird. Aber auch die üblichen ovalen Magenschläuche können verwendet werden.

Eine Gefahr für die Speiseröhre besteht absolut nicht, ich habe niemals eine Komplikation gesehen, auch nicht in dem Fall in dem die ganze Schleimhaut ausgestoßen war. Wesentlich ist nur, daß der Schlauch ein großes Kaliber hat, da dann jede Perforationsgefahr ausgeschlossen ist;

mit demselben kann aber auch jede beginnende Stenose festgestellt werden. Selbst bei Kindern verwende ich Schläuche großen Umfanges.

Die Einführung des Schlauches erfolgt täglich oder jeden zweiten Tag. Sie verursacht keinen Schmerz, selbst in Fällen, in denen die Entzündung noch nicht abgelaufen sein kann. Etwa nach 4 Wochen wird nur noch in der Woche zweimal und schließlich nur einmal der Schlauch eingeführt.

Ein Vierteljahr lang behalte ich die Kranken in strenger Kontrolle, ich lehre aber die Kranken und selbst die Kinder, die sich dabei sehr geschickt benehmen, den Schlauch selbst einzuführen. Ist auch im 2. Vierteljahr keine Hemmung eingetreten, dann werden sie aus der Behandlung entlassen mit der Weisung sich vorzustellen, sobald sich irgendeine Störung beim Essen einstellt. In keinem Fall war das nötig.

Die Diät ist in der ersten Zeit flüssig, dann allmählich dünn- und dickbreiig, denn auch der Bissen soll zur Verhütung einer Stenose beitragen. Von der 3. Woche an kann schon feste Kost gereicht werden.

Unter dieser Behandlung bleibt eine Stenosenbildung ganz aus. Niemals hat sich eine divertikelartige Ausbuchtung, eine Verziehung, Faltenbildung oder Erweiterung entwickelt, wie wir sie bei Strikturen so oft sehen.

Im Röntgenbild sieht man einen glatten Verlauf des Schlingaktes. Sollte sich doch einmal ein Hindernis einstellen, das auf beginnende Stenose hindeuten würde, dann würde ich sofort täglich mit dicken geknöpften Sonden Nr. 42 bis 44 sondieren und die Sonde bis zu einer Stunde liegen lassen. Eine Dekubitusgefahr besteht nicht mehr. Der Erfolg wäre um so rascher und sicherer zu erwarten, als ja die Narbe noch weich und nachgiebig wäre. Aber wie gesagt, in keinem Fall hatte ich Anlaß zu einer Nachsondierung.

Auf eine nicht selten vorkommende Folgeerscheinung der Verätzungen soll noch hingewiesen werden. Besonders nach Säureverätzung stellen sich mitunter etwa im 2. Monat massenhaftes Erbrechen, großes Durstgefühl, schwindende Urinmenge und Gewichtsabnahme ein. Diese Symptome werden durch eine Pylorusstenose hervorgerufen. Durch den Reiz der Ätzflüssigkeit kontrahiert sich der Pylorus, das Gift verweilt länger in diesem Abschnitt und ruft Ulzeration und schließlich eine Narbenstenose mit motorischer Insuffizienz dritten Grades hervor.

Für solche Fälle ist die Jejunostomie und nicht die Gastroenterostomie zu empfehlen. Man kann nie voraussehen, inwieweit die Magenwand geschädigt ist, so daß die Gastrostomie illusorisch sein kann.

Später kann eine Pyloroplastik ausgeführt oder die Gastroenterostomie angelegt werden.

7. Strikturen

Strikturen können nach allen in die Tiefe der Speiseröhrenwandung greifenden Entzündungen auftreten.

Weitaus am häufigsten und praktisch wichtigsten sind die Strikturen nach Oesophagitis corrosiva.

Ich habe ausgeführt, daß die Strikturen durch Sofort- oder Frühbehandlung vermieden werden können. Ich betrachte es als Kunstfehler, wenn diese Kranken nach Ablauf der akuten Erscheinungen nach Hause entlassen werden mit der Weisung, sich erst wieder vorzustellen, wenn Schlingstörungen eintreten. Trotzdem werden mir wie erwähnt, ständig solche vernachlässigte Kranke mit derben Strikturen und deren Folgen zugeschickt.

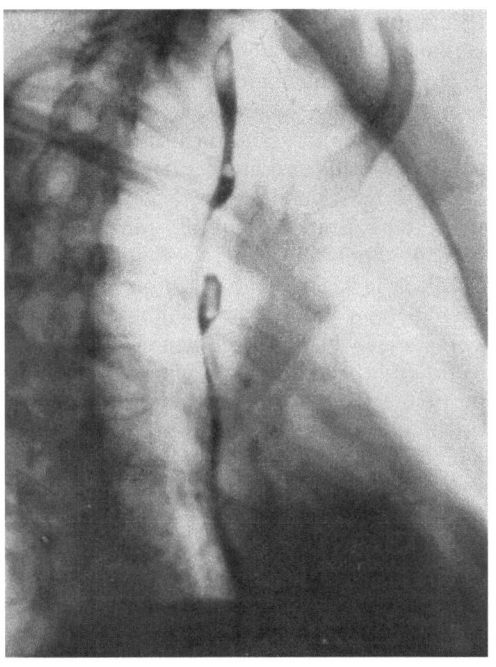
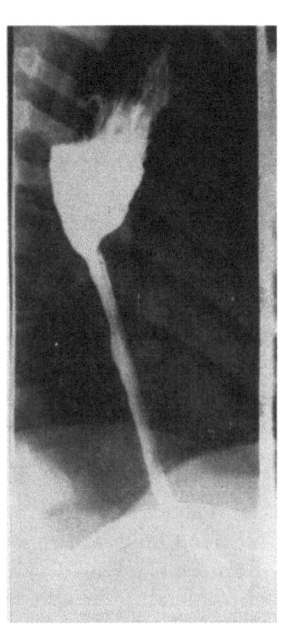

Abb. 12. Strikturen. Säureverätzung.

Abb. 13. Laugenverätzung. Über der Stenose Dilatation.

Die Symptomatologie entspricht der Schwere der Ätzwirkung. In leichten Fällen wird nur über Schluckweh und leichte Störungen beim Schluckakt geklagt; harte und feste Bissen werden vermieden, Flüssiges und Breiiges wird bevorzugt. Die Kranken gewöhnen sich daran langsam zu essen, nur kleine Portionen zu schlucken. Immerhin ist der Zustand erträglich; sie finden sich damit ab und suchen nicht einmal den Arzt auf.

Allmählich steigern sich die Beschwerden, in schweren Fällen aber tritt sehr rasch eine erhebliche Verschlimmerung ein, hervorgerufen durch eine rasch zunehmende Verengerung oder durch Verziehung des Lumens, Faltenbildung u. a. Bald geht nur Weniges mehr durch. Das meiste bleibt oberhalb der Stenose stecken, wird regurgitiert, meist mit einem zähen Schleim vermengt. Unbehandelt kommt es zu starkem Kräfteverfall und hochgradiger Abmagerung. Immer wieder wird versucht, festere Nahrung zu sich zu nehmen, und so erklärt es sich, daß es gelegentlich zu einer Verstopfung der Stenose kommt. Das Steckenbleiben von Fremdkörpern ist nicht selten. Mehrfach war ich genötigt, Fremdkörper im Ösophagoskop zu entfernen, so Fleischstücke, Kirschkerne u. a. (In einem Falle dreimal.)

Vor allem müssen wir uns über Gestalt und Verlauf der Strikturen orientieren.

Aus der Vorgeschichte kennen wir den bisherigen Verlauf, die Art der Schluckstörung, den Sitz der Stenose. Im Röntgenbild lassen sich die Zerstörungen in der Speiseröhre weitgehend feststellen, so der Grad und die Ausdehnung einer oder mehrerer Stenosen, der Verlauf der Speiseröhre, divertikelartige Ausbuchtungen, eventuelle Dilatationen über Stenosen und die Stelle des aus denselben abgehenden Lumens

Die Schleimhautstruktur erweist sich oft als völlig zerstört. Längsfalten sind nicht mehr erkennbar. Die Oberfläche ist starr. Unterhalb der Striktur läuft der Kontrastbrei in schmaler Straße nach unten, mitunter unterbrochen durch eine Erweiterung über einer zweiten Stenose. Unterstützend für die Diagnose kann die Einführung einer röntgenfähigen Sonde oder der Divertikelsonde wirken.

Die ösophagoskopische Untersuchung kann uns wertvolle Aufschlüsse geben, allerdings nur, wenn der Eingang den Tubus noch passieren läßt. Ist das nicht der Fall, kann man noch zum Ziel gelangen, wenn man die hohe Stenose entsprechend dilatiert. Man erkennt weiße, sich von der normalen Schleimhaut scharf abhebende, oberflächliche Narben, die sich allmählich verlieren, aber auch konzentrisch zu einem trichterförmigen Verschluß führen können.

Solche weiße Narben können den ganzen Verlauf der Speiseröhre durchziehen; mitunter laufen sie ganz unregelmäßig, zeigen Unterbrechungen, münden in Buchten, Verziehungen und können die ganze Zirkumferenz ringförmig umfassen. Besonders im unteren Abschnitt über dem Zwerchfell erscheint die Speiseröhre oft wie ein starres Rohr, in das man zwar nicht eindringen, das man aber bis zur Kardia übersehen kann.

Über Stenosen erweitert sich die Speiseröhre, der weitere Verlauf ist dann oft exzentrisch, und man muß erhebliche Exkursionen mit dem Tubusende machen, um das Lumen zu finden. Die Auffindung desselben kann aber bei der Behandlung von Wichtigkeit werden.

Stets muß daran gedacht werden, daß ein portioartiger Verschluß des Lumens auf einem Spasmus beruhen kann, da, wie schon erwähnt, Spasmen eine ganz regelmäßige Begleiterscheinung der Strikturen sind.

Äußerste Vorsicht beim Vorschieben des Tubus ist geboten, denn die Perforationsgefahr besteht stets!

Ich verzichte darauf, die mannigfaltigen Bilder im Ösophagoskop zu beschreiben; ich habe auch in den letzten Jahren ganz auf die Ösophagoskopie bei Strikturen verzichtet, da ich mit Sondierung und Durchleuchtung für die Diagnose und Therapie vollkommen ausgekommen bin. Durch das Röntgenbild sind wir ja bereits über alles Wesentliche orientiert.

Hinsichtlich der Sondenuntersuchung möchte ich vor allem wieder vor Gewaltanwendung warnen. Ich habe mehrere Fälle mit einer Perforation zugeschickt bekommen. Es waren stets Fälle mit nicht geradlinigen Stenosen (Abb. 14). Unser Ziel ist es zunächst, den Verlauf des Lumens festzustellen. Ich verwende dazu die geknöpften elastischen geraden Rüschsonden und führe zunächst eine mittlere Nummer, etwa Nr. 30, vorsichtig ein. Gelangt sie glatt in den Magen, dann wird sie ersetzt durch steigende Nummern, bis man das Gefühl einer festen Umklammerung hat.

Geht Nr. 30 nicht durch, dann greift man zu kleineren Nummern, bis eben eine passiert. Es kann sich dann also nur um eine geradlinige Stenose handeln.

Findet jede gerade Sonde ein unüberwindbares Hindernis, dann kann ein Spasmus oder eine Verziehung oder Ansbuchtung vorliegen, in der sich die Sonde fängt. Nun ist Vorsicht geboten!

Am besten untersuchen wir jetzt hinter dem Röntgenschirm, und

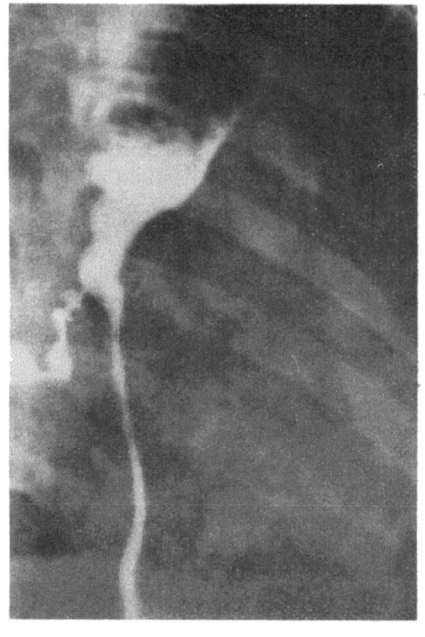

Abb. 14. Ätzstriktur. Falscher Weg.

zwar mit der Divertikelsonde. Zunächst mit gerader Metallolive. Gelingt die Überwindung des Hindernisses nicht, dann wird eine gebogene Olive angeschraubt und unter Drehen derselben sondiert.

So kommt man an divertikelartigen Verziehungen vorbei. Ein Spasmus wird aber unterdessen geschwunden sein.

Vor der Untersuchung läßt man zweckmäßig etwas dünnbreiigen Kontrast einlaufen, der über die Lage des Sondenendes Aufschluß gibt.

Handelt es sich um mehrsitzige Stenosen, dann muß jeweils erst die obere erweitert werden.

Über die Diagnose sind wir meist schon aus der Vorgeschichte orientiert. Wir wissen außerdem, daß Narben nach Ulcus pepticum im untersten Abschnitt, solche nach Diphtherie in der oberen Hälfte liegen. Ferner ist zu beachten, daß Narbenbildungen, die nicht auf Verätzungen beruhen, einsitzig und umschrieben sind, daß die physiologischen Engen nicht bevorzugt sind wie bei jenen.

Die Therapie der Narbenstenosen gehört zum schwierigsten Kapitel in der Behandlung der Speiseröhrenkrankheiten.

Handelt es sich um geradlinige Stenosen, welche für Sonden von etwa Nr. 20 noch durchgängig sind, dann wird täglich mit den braunen Rüschsonden bougiert. Die geradlinige Striktur erfordert und erlaubt als einzige Ösophaguskrankheit einige Gewaltanwendung, denn diese Strikturen sind oft hart wie ein Eisenring, wenig nachgiebig und können nur ganz allmählich unter Druck erweitert werden. Es ereignet sich deshalb auch gelegentlich, daß eine geringe Fissur entsteht, die erhebliche Schmerzen macht und Spasmen auslöst, die einer sorgfältigen Behandlung bedürfen.

Unser Ziel ist Erweiterung der Striktur bis Sonde Nr. 44 durchgeht, dann kann der Kranke alles schlucken und ist beschwerdefrei. Eine solche Behandlung kann unter Umständen Monate in Anspruch nehmen. Ist Sonde Nr. 23 durchgegangen, dann kombiniere ich die Sondierung mit Dehnung mittels des Kardiadilatators, den ich wöchentlich etwa ein bis zweimal anwende. Mit seiner Hilfe wird die Behandlungsdauer wesentlich abgekürzt. Als Einführungsansatz dient ein kurzes, 8 cm langes, dünnes Hartgummibougie.

Nicht selten besteht die Neigung der Striktur, sich wieder zu verengern. Für solche Fälle bekommt der Kranke, der unterdessen längst gelernt hat, sich selbst zu sondieren, eine Sonde mit, die er sich nach Angabe einführt. Eine Gefahr besteht ja bei geradlinigen Stenosen nicht.

Ich pflege zur Unterstützung Injektionskuren mit Fibrolysin und Thiosinamin zu machen. Ich habe die entschiedene Empfindung, daß dadurch Erweichung des Narbengewebes erreicht wird. Die Kranken bleiben etwa 2 Jahre in Beobachtung.

Für die Behandlung von umschriebenen zirkulären Stenosen eignen sich auch die von TROUSSEAU angegebenen Olivensonden. An einem Fischbeinstab werden Elfenbeinoliven verschiedenen Kalibers angeschraubt und diese mit steigendem Umfang vor und zurück geschoben.

Ist eine Fissur aufgetreten, dann wird die Sondierung und die Ernährung von oben ausgesetzt und an die kranke Stelle eine Arg. nitr. Salbe herangeführt.

Zur Behandlung der Ätzstrikturen wurde in den letzten Jahrzehnten eine große Anzahl von Methoden, insbesondere von der alten Wiener Schule, ausgearbeitet. Ich habe die meisten früher selbst erprobt; sie sind zum Teil äußerst kompliziert und nicht ungefährlich. Ich habe sie deshalb längst verlassen zu Gunsten eines einfachen, sicheren, aber auch dankbaren von jedem Spezialisten anzuwendenden Verfahrens.

Ich will jene früheren Methoden nur kurz erwähnen, so die Elektrolyse von STROEN, die Kautherisation nach HAMBURGER und ROSENHEIM, die Dilatationsmethode nach

SCHREIBER (ein Kautschuckröhrchen wird in die Striktur eingeführt und durch Wasserdruck gedehnt), die Quellsondenbehandlung nach SENATOR, das Preßschwammverfahren nach v. BERGMANN, das Drainrohrverfahren mittels Itinerariums nach v. HACKER, die Tubage des Ösophagus von SWITZER, v. LEYDEN und RENVERS.

Auch blutige Verfahren wurden angewandt: so die Resektion der Striktur, eventuell mit Deckung durch Plastik, die Oesophagotomia interna (v. HACKER), Oesophagotomia externa, die Gastrostomia mit Digitaldivulsion (LORETA), die antethorakale Plastik (künstliche Speiseröhre), Tunnelierung impermeabler Strikturen (DICK).

Ist die Stenose nicht geradlinig, ist das Lumen verzogen oder so hochgradig verengt, daß sie mit der geknöpften Sonde nicht mehr überwunden werden kann, geht die Ernährung immer mehr zurück, dann ist die Anlegung der Nährfistel unbedingt angezeigt; ebenso in Fällen in denen eine Dilatation über der Stenose eingetreten ist, aus der das Lumen exzentrisch verläuft. Das sind die Fälle, welche zur Sondenperforation führen können.

Die Fistel muß möglichst weit von der Kardia und senkrecht unter derselben angelegt werden, aus Gründen, die noch besprochen werden. Die Anlegung einer Magenfistel dient aber auch einer zweiten Indikation, nämlich der Anlegung des Fadens ohne Ende. Ist die Fistel ausgeheilt, sind die Fäden entfernt, dann wird nach 8 bis 10 Tagen der Faden ohne Ende gelegt. Zu diesem Zweck wenden wir das SOCINsche Verfahren an, d. h. wir lassen eine Silberkugel an einem Seidenfaden schlucken. Häufig findet sie den Weg in den Magen nicht, sie bleibt in der Stenose oder einer Tasche sitzen. Nun werden die Haarsonden eingeführt, die ich von RÜSCH röntgenfähig machen ließ, und zwar zugleich etwa fünf Sonden. Es gleicht oft einem Geduldspiel bis unter dauerndem Vorschieben und Zurückziehen eine derselben den Weg in den Magen gefunden hat. Niemals ist es mir mißlungen, ich glaube deshalb auch nicht an absolute Strikturen. Nun wird Kügelchen oder Sonde mittels des Zystoskopes gefischt, herausgezogen und ein doppelter Seidenfaden angebunden. Damit ist der Faden ohne Ende angelegt. Zwei Fäden sind nötig, da mehrfach von Kindern ein Faden durchgebissen wurde. Der Sicherheit halber kann man auch einen Faden durch die Nase legen.

Nun wird der 2,50 m lange Dilatationsschlauch an einen der Fäden angebunden und von der Fistel aus durch die Speiseröhre gezogen. Am Einführungsende ist eine Darmschlinge angebracht, an welche der Faden ohne Ende befestigt wird. Der Dilatationsschlauch beginnt ganz dünn mit $1\frac{1}{2}$ mm Umfang, und steigert sich allmählich bis zu einem Umfang von $4\frac{1}{2}$ cm, also auf Mittelfingerdicke (s. Abb. 15).

Der Übergang von Schlauch zum Faden wird mit etwas Heftpflaster umkleidet, um denselben unmerklich zu machen. Diese Stelle wird nebst Darmschlinge stark eingefettet, der ganze Schlauch eingeölt, und nun wird der Schlauch nach oben gezogen, und zwar in Richtung der Längsachse, um ein Einschneiden des Fadens im Pharynx zu vermeiden.

An der Kardia findet der Schlauch stets eine Hemmung, stärkerer Zug ist notwendig. Je nach dem Grad der Stenose gelingt es leichter oder schwerer, den Schlauch durch dieselbe durchzuführen. Zweimal ist er mir gerissen. Zunächst wird er soweit durchgezogen, daß etwa 30 cm vor dem Mund stehen. Der Schlauch bleibt mindestens eine Stunde liegen.

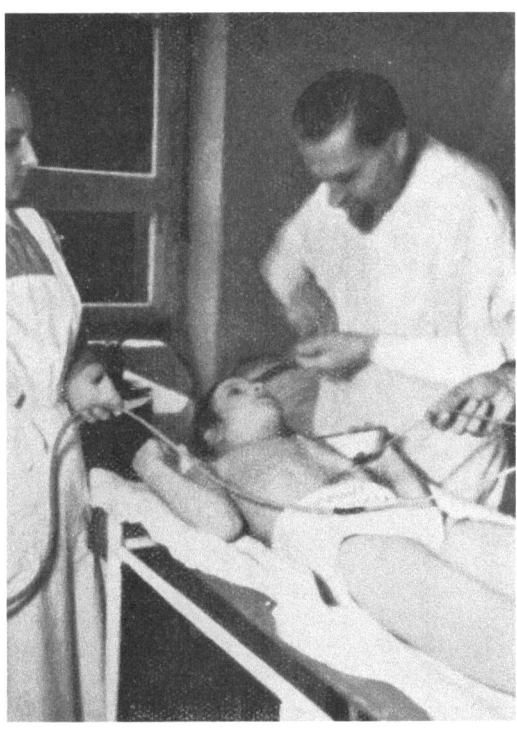

Abb. 15. Laugenstriktur. Der 2,5 m lange Dilatationsschlauch wird durchgezogen.

Bei der zweiten Dilatierung wird der Schlauch etwa auf 1 m, bei der dritten auf etwa 2 m durchgezogen. Der Effekt des Dilatationsschlauches ist ein doppelter. Einmal wirkt er durch allmählich zunehmenden Umfang, dann durch Steigerung desselben bei Nachlassen des Zuges.

Das Verfahren spielt sich nicht ohne Schmerzen ab. Der Erfolg ist aber geradezu erstaunlich. Mitunter genügen drei Sitzungen, mitunter sind sechs notwendig, damit der Kranke wieder essen kann. Nun wird mit geknöpften Sonden von oben (mit Nr. 35 bis 44) weitergefahren. Bei besonders schwierigen Fällen führe ich die Behandlung mit dem Kardiadilatator weiter. Und zwar hat sich bei mir in letzter Zeit folgendes Verfahren ganz besonders bewährt: der Dilatationsschlauch wird so weit durchgezogen, daß sein Ende eben noch etwa 12 cm vor der Fistel steht. Der Dilatator, armiert mit einem dünnen, 8 cm langen Hartgummibougie, wird in das Schlauchende eingesteckt und zugleich mit dem Schlauch durch die Kardia hindurch und so weit in die Speiseröhre geführt, als es die Lage der Striktur erfordert. Der Schlauch wird nach oben entfernt und nun die Striktur mit dem Dilatator gedehnt. Nun kann bald mit der Sondierung von oben mit geknöpften Sonden bis Nr. 44 weitergefahren werden.

Wichtig ist, daß die Fistel möglichst entfernt von der Kardia und in paralleler Richtung der Speiseröhre angelegt wird, da dann der starre Dilatator leichter in die Kardia eingeführt werden kann.

Auffallend ist auch, wie weitgehend unter der Fistelernährung und Dilatierung der Stenose die verhängnisvollen Dilatationen über einer Stenose zurückgehen, wie aus Abb. 16a und b zu ersehen ist. Von oben war dieser Fall nicht mehr zu sondieren, da die Sonden in der Dilatation das Lumen nicht mehr fanden.

Aber auch einseitige Ausbuchtungen und Falten bilden sich zurück.

Die Fistel wird geschlossen sobald eine Sondierung von oben mit stärkeren, geknöpften Sonden anstandslos gelingt und die Dilatation oberhalb der Stenose beseitigt ist. Die Kranken bleiben etwa 2 Jahre unter Kontrolle.

Mit diesem einfachen Verfahren ist es mir selbst in verzweifelt aussehenden Fällen stets gelungen, Heilung zu erzielen und die Behandlungsdauer, die in früheren Jahren 1½ bis 2 Jahre beanspruchte, auf Wochen oder wenige Monate herabzusetzen.

In den letzten 25 Jahren wurde ich nie mehr zu einer Operation gezwungen.

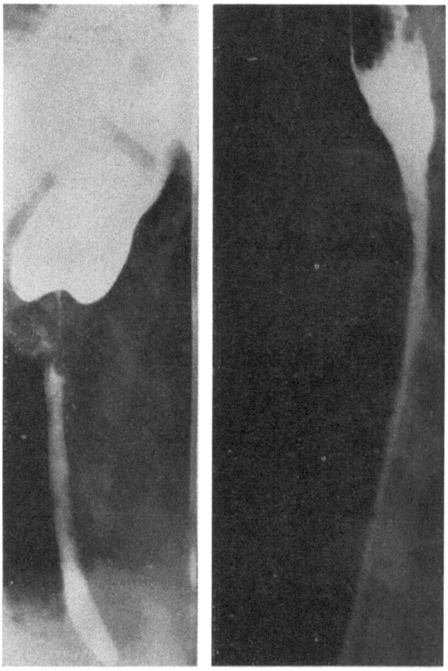

8. Neurosen der Speiseröhre

a) Sensible Neurosen

Abb. 16. a) Hochgradige Stenosierung durch Laugenverätzung. Darüber Dilatation mit Sackbildung. b) Derselbe Fall geheilt. Ausschaltung der Ernährung von oben. Faden ohne Ende. Dilatationsschlauch und Dilatator. Keinerlei Schluckstörung mehr.

Hyperästhesie und Parästhesie finden sich als Symptome bei den verschiedensten anatomischen und funktionellen Veränderungen der Speiseröhre und des Magens, vor allem auch bei Hysterie und Neurasthenie.

Die Kranken haben die Empfindung des langsamen Gleitens der Bissen, sie klagen über Druck und Schmerz, Gefühl des Zusammenziehens, Brennen bald im oberen, bald im unteren Abschnitt.

Oft wird angegeben die Kehle sei zu, es gleite eine Kugel, ein Apfel auf und ab. Andere haben das Gefühl, als ob sich etwas Lebendiges hin und her bewege. Sie denken dabei in erster Linie an Würmer, fühlen deutlich ein Jucken, Krabbeln und Zupfen. Diese Empfindungen stellen sich bald während des Essens, bald zwischen den Mahlzeiten ein. Dabei ist der Ernährungszustand gut. Hysterische Stygmata können fehlen oder vorhanden sein. Solche Patienten werden zu lästigen Quärulanten.

Die Diagnose ist nicht immer leicht zu stellen, insbesondere ist es oft schwer zu entscheiden, was das Globusgefühl bedeutet, ob es eine reine sensible Erscheinung oder auf einen Ösophaguskrampf zurückzuführen ist. Ich stimme mit KRAUS-RIDDER überein, daß es häufig ein rein neurasthenisch-sensibles Symptom ist, bei dem Krampf keine Rolle spielt. Ich hatte mehrfach Gelegenheit, während eines Globus den dicken Magenschlauch einzuführen und fand die Passage vollständig frei.

Andererseits ist es ganz zweifellos, daß ein echter Konstriktorkrampf des Hypopharynx ähnliche Empfindungen auslösen und heftige, bis ins Trigeminusgebiet ausstrahlende Schmerzen verursachen kann.

Die Diagnose stellen wir mit dem dicken Magenschlauch, der bei der sensiblen Neurose glatt in den Magen geht. Wir dürfen uns aber nie auf Anamnese und Sondenbefund allein verlassen. Nur im Ösophagoskop können wir die Abwesenheit einer anatomischen Läsion (Narbe) mit Sicherheit ausschließen. Und schließlich überzeugen wir uns im Röntgenbild von der normalen Funktion und einem einwandfreien Mediastinum.

Die Therapie richtet sich auf das Grundleiden (Neurasthenie, Hysterie) und erreicht am meisten mit suggestiven Mitteln, wozu ich auch die Einführung von Sondeninstrumenten zähle.

b) Motorische Neurosen

Zu ihnen ist die Insuffizienz der Kardia zu rechnen. Während die Kardia unter normalen Verhältnissen geschlossen ist und sich in einem Zustand zwischen Erschlaffung und Hypertonus befindet, gibt es Fälle, in denen dieselbe sich nicht nur beim Schluckakt, Erbrechen, Aufstoßen öffnet, sondern in denen der Tonus so gering ist, daß schon mäßige Kontraktion der Bauchdecken genügt, um Mageninhalt oder Gase durch die Kardia treten zu lassen. KRONECKER und MELTZER schließen aus einem unmittelbar nach dem Schlucken von Flüssigkeit im Epigastrium hörbaren Durchspritzgeräusch auf eine insuffiziente Kardia.

Auch die Rumination steht mit einer Insuffizienz der Kardia im Zusammenhang. Man versteht darunter ein habituelles, vom Patienten ungewolltes oder aber mehr oder weniger willkürliches Aufsteigen von Mageninhalt. Derselbe wird ausgespuckt oder von neuem geschluckt.

Das Wiederkauen ist eine organ-neurotische Erkrankung (CURSCHMANN), die sich besonders bei konstitutionell nervös veranlagten Menschen findet. Heredität, geistige Abnormität wurden beobachtet. In manchen Fällen ist das Leiden heilbar; suggestive Maßnahmen, Behandlung der zugrunde liegenden Neurose kommen in Betracht. Es kann aber auch äußerst hartnäckig sein und jeder Behandlung spotten.

Ein sehr seltenes Vorkommnis ist die Ösophaguslähmung; sie wird nach Diphtherie, Blei- und Alkoholintoxikation, nach Schädeltraumen, Apoplexie, bei Bulbärparalyse, Tabes, multipler Herdsklerose beobachtet. Das vorstechende Symptom ist die Dysphagie für feste Speisen. Diese bleiben in der Speiseröhre liegen, während Flüssiges passiert. Da Speisen leicht aspiriert werden, enthalten sich die Kranken fester Nahrung, oder sie suchen dieselbe mit Flüssigkeit hinunter zu spülen. Der Schlauch gleitet auffallend leicht durch Speiseröhre und Kardia.

Ich sah einen Patienten, der einen Sturz aus 9 m Höhe erlitten hatte. Festes konnte er nicht mehr schlucken. Der ösophaguskopische Tubus ließ sich abnorm leicht vorschieben, die ganze Speiseröhre war abnorm weit, in den Falten Speisereste. Die Kardia auffallend leicht durchgängig.

Die Frage, ob es eine genuine Atonie der Speiseröhre gibt, d. h. eine solche, der keinerlei anatomische Läsion weder der Muskulatur noch des Nervenapparates zugrunde liegt, die also rein funktionell in Erscheinung tritt, halte ich noch für durchaus offen. Auch die röntgenologischen Befunde von Holzknecht u. a. sind nicht überzeugend. Ich vermute, daß die meisten Fälle auf Vagusläsion zurückzuführen sind und in das Gebiet der kardiotonischen Dilatation gehören. Einwandfreie Sektionsbefunde liegen nicht vor. Die Röntgenuntersuchung kann die Frage nicht entscheiden, ebenso wenig wie die pharmakologische Prüfung (Atropin).

c) Ösophagospasmus (Kardiospasmus)

Wir verstehen darunter einen wasserdichten Verschluß der Speiseröhre an scharf umschriebener Stelle oder in mehr oder weniger langem Abschnitt derselben, hervorgerufen durch Kontraktion der Ringmuskulatur. Krampf der Speiseröhre ist ein häufiges Vorkommnis. Er tritt in jeder Höhe der Speiseröhre auf, vor allem am Ösophagusmund und dem Kardiagebiet.

Ösophago- und Kardiospasmen kommen schon im frühesten Kindesalter und selbst bei Neugeborenen vor. Sie äußern sich in Steckenbleiben der Nahrung, Erbrechen, zuweilen auch Schmerzen, ferner in Angstgefühl, Atembeschwerden vor und beim Essen.

Es sind vielfach Affektkrämpfe, die durch Unlust gegen aufgezwungene Nahrung, die dem Kind zuwider ist, ausgelöst werden. Daß in ihr die krampfauslösende Ursache gelegen ist, geht deutlich daraus hervor, daß gern Genossenes anstandslos passiert, während nicht Beliebtes den Krampf sofort wieder auslöst. Gelegentlich tritt der Spasmus ein bei Übergang von Brust zur Flasche oder von Flüssigem zu fester Nahrung.

Wie bei Erwachsenen spielen auch Infektionskrankheiten, schwere Gemütserregungen, Hysterie eine ätiologische Rolle. Auf läsionbedingte Spasmen infolge von Narben, die intrauterin bei der Differenzierung von Trachea und Ösophagus entstehen, habe ich oben hingewiesen.

Es gibt aber auch Fälle, in denen sich keinerlei Ursache nachweisen läßt, bei denen nur Zeichen allgemeiner Übererregbarkeit des vegetativen Nervensystems bestehen.

Charakteristisch ist, daß diese passageren Ösophago- und Kardiospasmen keine Dilatation der Speiseröhre zur Folge haben. Ob es sich in manchen Fällen um eine intrakranielle Geburtsschädigung handelt, sei dahingestellt. Sektionsbefunde liegen noch nicht vor.

Im übrigen bin ich der festen Überzeugung, daß mancher in der Literatur mitgeteilte Fall von Kardiospasmus im kindlichen Alter in das Krankheitsgebiet der kardiotonischen Dilatation gehört.

Bei Erwachsenen kann der Krampf mit heftigen Schmerzen, gefürchteten Koliken, einhergehen, in anderen Fällen fehlt jedes Schmerzphänomen, es handelt sich dann nur um einen einfachen Verschluß der Speiseröhre.

In weitaus der Mehrzahl tritt der Spasmus als Symptom einer Speiseröhrenerkrankung auf (läsionsbedingter Spasmus, Z. HUSLER); so ist er ein regelmäßiges Symptom des Ulcus pepticum, direkt oberhalb desselben. Nicht selten ist er der Vorläufer des Ösophaguskarzinoms, spielt aber auch im Verlauf des Karzinoms eine wichtige symptomatische Rolle und ist dann bald unmittelbar über dem Geschwür, bald am Ösophaguseingang, bald an der Kardia lokalisiert.

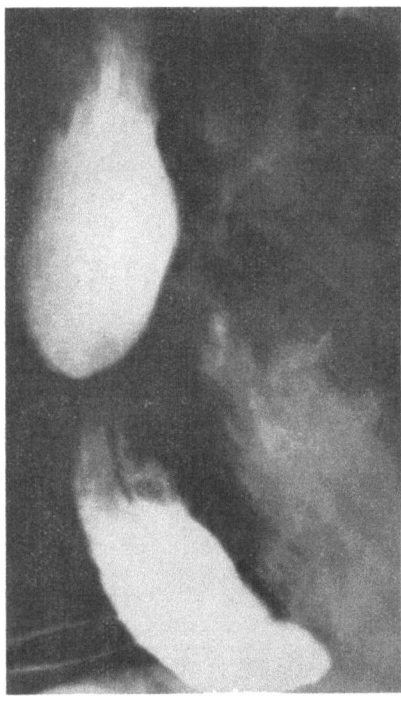

Abb. 17. Kompletter Spasmus bei kardiotonischer Ösophagus-Dilatation.

Auch die kardiotonische Ösophagusdilatation, sogen. Kardiospasmus, wird häufig durch einen ganz umschriebenen, einen Bissen (Apfel) krampfhaft umfassenden Spasmus, eingeleitet. Im Verlauf des Leidens spielen Krämpfe in jeder Höhe der Speiseröhre eine Rolle, wenngleich sie nicht unbedingt zu diesem Leiden gehören. Es gibt viele sich auf Jahre und Jahrzehnte erstreckende Fälle dieser Erkrankung, in denen nicht ein einziger Krampf aufgetreten ist (s. Abb. 17 u. 18 a, b).

Bei Entzündungen und Verätzungen vermissen wir den Krampf fast nie; er setzt bei letzteren der Sondierung oft größere Widerstände entgegen als die organische Stenose selbst.

Endlich kommt der Krampf als häufiges Symptom bei psychischen und organischen Erkrankungen des Nervensystems vor, so bei der Tabes (crises tapetiques) und Lyssa.

Sehr häufig beobachtet man einen schmerzlosen Krampf bei Einführung eines Untersuchungsinstrumentes (Sonde, Schlauch usw.) am Ösophagusmund. Es handelt sich dabei um nervöse Patienten. Bei geduldigem Zuwarten schwindet der Krampf stets ohne Druckanwendung.

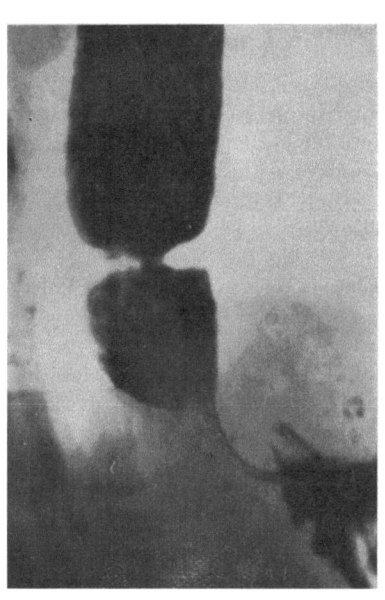
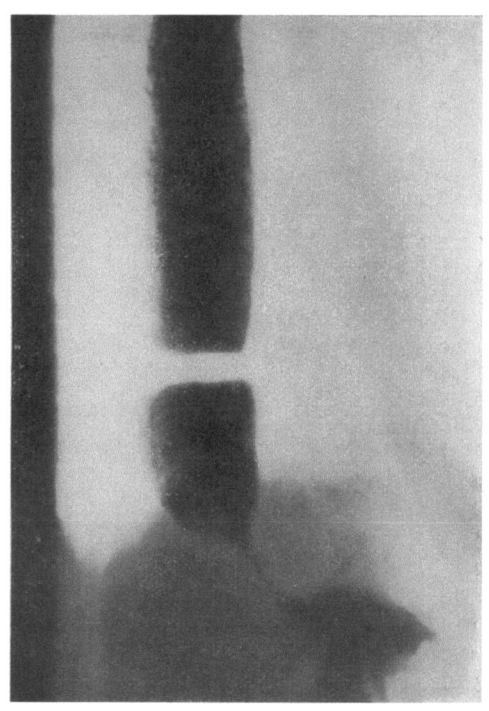

Abb. 18. a) Hochgradiger Spasmus, unteres Drittel. b) Absoluter Spasmus (derselbe Fall).

Krampfhafte Verschlüsse oberhalb verschluckter Fremdkörper siehe unter „Fremdkörper". Sie verlaufen ebenfalls häufig schmerzlos.

d) Spasmus als selbständige Krankheit

Nun gibt es aber auch einen Spasmus als selbständige Krankheit. Ohne irgendwelche anatomische Ursache oder aber gelegentlich einer Aufregung oder eines zu großen Bissens, kommt es zu einem krampfhaften Verschluß an irgendeiner Stelle des Ösophagus.

Auch hier sind wieder Ösophagusmund und Kardiaabschnitt bevorzugt. Der Krampf kann aber auch im ganzen Verlauf der Speiseröhre auftreten, und von einem zum anderen Mal seinen Platz wechseln. Auch die Dauer des Krampfes variiert sehr; bald erstreckt er sich auf Minuten, bald auf Stunden. Ich hatte einen Herrn in Behandlung, bei dem der Krampf ununterbrochen 3 Tage lang anhielt und keinen Tropfen Flüssigkeit durchließ. Erst durch große Dosen Morphium wurde er gelöst. Die Krämpfe können sich in verschieden langen Zwischenräumen wiederholen, um dann wieder für immer zu verschwinden, ohne eine Erkrankung zu hinterlassen.

So suchte mich ein Patient 3 Jahre lang in Abständen wegen immer wieder auftretenden Speiseröhrenkrämpfen auf. Ich erwartete das Auftreten einer kardiotonischen Dilatation, allein eines Tages hörten die Krämpfe für immer auf.

Der echte Kardiospasmus wird gelegentlich ausgelöst von einer Läsion des Magens oder der Speiseröhre. Er hat aber nichts zu tun mit der kardiotonischen Dilatation, die auf einem Hypertonus der Kardia beruht. Selbst bei jahrelangem, intermittierendem Auftreten führt er nie zu einer Dilatation der Speiseröhre.

Die Diagnose des Speiseröhrenkrampfes bietet keine Schwierigkeiten. Subjektiv besteht die Unmöglichkeit Flüssiges oder Festes zu schlucken. Der weiche Magenschlauch findet an der spastischen Stelle einen Stopp, im Röntgenbild stockt die Kontrastflüssigkeit, und im Ösophagoskop sieht man einen sphinkterartigen Verschluß der Speiseröhre.

Therapeutisch kommen Kaltwasserbehandlung, Antispasmodica in Betracht. Ich bevorzuge Octinum liquid. forte. Dreimal täglich 15 bis 20 Tropfen. Daneben gebe ich Sedobrol $^1/_4$ Stunde vor jedem Essen einen Würfel als Bouillon (s. auch Differentialdiagnose gegen kardioton. Ösophagusdilatation).

9. Neubildungen der Speiseröhre
a) Gutartige Geschwülste

Sie haben praktisch nur eine geringe Bedeutung, da sie einmal nur selten vorkommen, dann aber häufig keinerlei Funktionsstörungen machen. Es handelt sich um Papillome, Zysten, Fibrome, Myome, Lipome.

Im allgemeinen haben sie glatte Oberfläche, sind anfangs breitbasig, später gestielt und erreichen dann oft eine erhebliche Länge bis zu 20 cm und mehr.

Zysten kommen in jeder Höhe vor; sie sind von Schleimhaut umkleidet und enthalten eine schleimige Gallerte.

Fibrome gehen von der Submucosa, häufig aber auch von der Nachbarschaft von periösophagealem Bindegewebe aus.

Myome entstammen der Muskulatur, kommen multipel vor, machen aber meist keine Symptome.

Relativ häufiger sind Polypen, die ihren Ursprung in der Muskularis oder Submucosa haben und glatte Oberfläche besitzen. Sie sind oft langgestielt und inserieren an der Hinterwand des Ringknorpels und in Gegend der Bifurkation.

Sie sind eine Krankheit des höheren Alters und zeichnen sich durch langsames Wachstum aus.

Die Symptomatologie ist sehr dürftig. Häufig machen, wie erwähnt, die gutartigen Tumoren, selbst solche von erheblicher Größe, überhaupt keine Symptome. Wohl verursachen sie eine Einengung des Lumens, sie erfassen aber meist nur einen kleinen Teil des Zirkumferenz; da aber die Speiseröhrenwand sehr dehnungsfähig ist, andererseits diese Tumoren glattwandig sind, gleiten meist auch dicke Bissen anstandslos nach unten. Bei langgestielten Polypen beginnt die Einengung nicht plötzlich, sondern fast unmerklich. Allerdings kommen auch Deglutitionsstörungen vor, Festes passiert schlecht, Breiiges besser, Flüssiges gut.

In seltenen Fällen macht sich ein Druck auf die Trachea geltend und ruft Atembeschwerden hervor.

Langgestielte Polypen wurden etwa bei einem Hustenstoß nach oben bis in den Mund geworfen und abgebissen. Sie können aber auch den Kehlkopf verschließen und Suffokation hervorrufen.

Für die Diagnose kommen die üblichen Untersuchungsmethoden in Betracht. Gerade Sonden gleiten meist anstandslos an den Tumoren vorbei. Bei breitbasigen Geschwülsten sollte man glauben, daß die Divertikelsonde die Diagnose fördert.

Große Tumoren werden im Röntgenbild den entsprechenden Schatten geben, kleine entgehen der Untersuchung. Am meisten ist von der Ösophagoskopie zu erwarten. Ihr verdanken wir die Diagnose der wenigen im Leben erkannten Fälle (MAKENZIE, v. HACKER, GOTTSTEIN). Leicht wird die Diagnose werden, wenn ein deutlicher und langer Stiel vorhanden ist.

Die regelmäßige Form, Kugel- oder Birnform, die glatte Oberfläche sprechen für einen Polypen, zumal wenn der Sitz deren Prädilektionsstelle (Ringknorpelhöhe, Bifurkation) entspricht, wenn Schlingebeschwerden seit längerer Zeit bestehen und eine Kachexie ausgeblieben ist. Allerdings kann die Differentialdiagnose gegenüber Karzinom schwer werden. Beginnende, die Schleimhaut kugelig vorwölbende Karzinome können das Bild eines Polypen vortäuschen, zumal wenn, wie in einem von mir untersuchten Fall, eine Art Stielung vorhanden ist.

Andererseits kann ein benigner Tumor, dessen Schleimhaut durch Sondierung oder den Reiz der Speisen entzündet oder arrodiert ist, auch an Karzinom denken lassen.

Nun besteht aber immer noch die Möglichkeit einer Probeexzision, und diese wird im Zweifelsfall die Diagnose sichern.

Was die Therapie anlangt, so können hochsitzende, langgestielte Polypen vom Mund aus gefaßt und abgetragen werden.

Auch im Ösophagoskop wird es möglich sein, gestielte Tumoren mit der Schere oder kalten Schlinge abzutrennen. Schon in meinem Lehrbuch habe ich 1904 empfohlen, den Tumor mit der Galvano-kaustischen Schlinge im Ösophagoskop abzuschneiden, eine Operation, die später LOTHEISEN mit Erfolg ausführte.

b) Bösartige Geschwülste

In Betracht kommt das Sarkom und das Karzinom.

α) Sarkome

Das Sarkom der Speiseröhre ist ein äußerst seltenes Leiden. Noch um die Jahrhundertwende wurde es in Lehrbüchern kaum mit dem Namen erwähnt. Ich habe 1900 (Virchows Archiv **162**) an Hand von zwei eigenen und sieben Fällen der gesamten in- und ausländischen Literatur zum ersten Male ein Krankheitsbild des seltenen Leidens aufgestellt. LOTHEISEN konnte Ende der 20er Jahre 38 Fälle zusammenstellen. Heute dürfte die Zahl von 60 Fällen noch kaum erreicht sein.

Das Sarkom scheint häufiger bei Männern als bei Frauen vorzukommen, es verschont im Gegensatz zum Karzinom kein Alter.

Histologisch sind es teils Rundzellen — teils Spindelzellen-, auch Mischgeschwülste. Sie bevorzugen die untere Hälfte der Speiseröhre, gehen meist von der Submucosa aus, können aber auch sekundär von der Nachbarschaft (Bronchialdrüsen) auf die Speiseröhre übergreifen.

Hinsichtlich ihres makroskopischen anatomischen Verhaltens können wir zwei Typen unterscheiden.

Eine ziemlich scharf unschriebene, geschwürige oder polypöse Form, die sich in ihrer Wachstumstendenz an das Mutterorgan hält und wenig Neigung zu Metastasen zeigt.

Dann gibt es diffuse, wenig umschriebene Sarkome, die große Tendenz zum Wachstum und zur sekundären Verbreitung haben (Einbruch in Lunge, Pericard); sie sind weich, zerfallen rasch, neigen zu Metastasen und sind deshalb viel maligner als erstere.

Je nach der Größe rufen sie Dysphagie hervor, die aber bei Gewebszerfall vorübergehend verschwinden kann. Regurgitation, Erbrechen von Blut und Eiter sind häufige Symptome. Der Gewebszerfall ruft Foeter ex ore hervor. v. HACKER hat auf den Widerspruch zwischen subjektiven Beschwerden und geringem Sondierungsbefund hingewiesen. Die Sonde kann anstandslos passieren, besonders bei gestielten oder erheblich zerfallenen Tumoren.

Eine genaue Diagnose in vivo ist nur mit Probeexzision im Ösophagoskop möglich. Bei der Autopsie wurde meist Karzinom angenommen, erst die mikroskopische Untersuchung klärte die Diagnose.

Die Prognose ist schlecht, die Lebensdauer beträgt etwa 6 Monate. Unter allgemeinem körperlichem Zerfall und schwerer Kachexie, seltener infolge der Stenose, tritt der Tod ein.

Die Therapie ist machtlos, es ist noch kein Fall von Heilung bekannt. Ein Versuch mit Bestrahlung oder Radiumeinlage ist immerhin gerechtfertigt.

β) Karzinome

Über das Vorkommen des Ösophagus-Karzinoms herrscht keine Einigkeit. Die Statistiken schwanken zwischen 3 und 9% aller Karzinome. Die Häufigkeit scheint regionär verschieden zu sein. In Süddeutschland kommt das Karzinom nicht häufiger vor als der sogenannte Kardiospasmus. Es befällt vorwiegend das männliche Geschlecht und ist eine Krankheit des höheren Alters. Nach der Statistik von LOTHEISEN beginnt das Leiden in 65% bei über 50 und in 90% bei über 40 Jahren.

Auch über den Sitz im Verlauf des Ösophagus gehen die Statistiken weit auseinander.

Ich sehe weitaus die Mehrzahl im Kardiagebiet, worunter ein Teil auf Fornix-Karzinome fällt, die durch die Kardia nach oben wuchern. Daß die physiologischen Engen bevorzugt werden, kann ich nicht bestätigen, so sehe ich Karzinome in Höhe des Ösophagusmundes sehr selten.

Makroskopisch unterscheide ich mit HASLINGER zwei Typen, den Scirrhus und die medulläre Form. Ersterer beginnt als höckerige umschriebene Verdickung, die die ganze Wandung durchsetzt, auf der Unterlage nicht verschieblich ist und erst spät zur Ulzeration neigt. Dagegen führt sie früh zur Stenosierung.

Die medulläre Form ist von weicher Konsistenz, neigt früh zur Ulzeration und Einschmelzung. Das Schluckvermögen ist wechselnd, Zeiten schwerer folgen solche relativ guter Deglutition. Ja, es wurden Fälle beschrieben, in denen bei großem Befallensein der Speiseröhre keine Schluckbeschwerden bestanden.

Histologisch handelt es sich meist um von der Schleimhaut ausgehenden Plattenepithel — seltener um Zylinderepithelkrebs. Auch Gallertkrebse und Adenomkrebse kommen vor.

Die sekundäre Verbreitung erfolgt einmal durch direktes Übergreifen auf die Nachbarschaft, so auf die Respirationsorgane, Mediastinum, Herzbeutel, Gefäße.

Eine Perforation in diese Organe führt zu einem fatalen Ende. Übergriff auf die Wirbelsäule mit Kompression der Medulla, Beteiligung von Rekurrens und N. Vagus hat entsprechende Symptome zur Folge.

Auf dem Lymph- und Blutwege kommt es zu Metastasen in den regionären Drüsen, aber auch in entfernteren Organen, vor allem in der Leber, den Nieren, Nebennieren, dem Pankreas, Gehirn und den Knochen.

Über die Ätiologie des Speiseröhrenkrebses wissen wir nichts sicheres. Da das Leiden weitaus häufiger beim Mann als bei der Frau vorkommt, wird an chronische Reize als Ursache gedacht, die beim Mann zutreffen; so den Alkohol, das Nikotin, hastiges Essen.

In mehreren Fällen sah ich ein Karzinom in Divertikeln (s. Abb. 32), sowohl ZENKERschen wie Traktions-Divertikeln, sich entwickeln bei über 3000 Fällen von kardiotonischer Ösophagusdilatation nur viermal; auf dem Boden von Verätzungsstrikturen, bzw. Narben habe ich kein Karzinom gesehen.

Symptomatologie: In vielen Fällen ist das erste, ein Karzinom einleitendes Symptom ein Spasmus der Speiseröhre. Ich habe 1905 durch Dr. A. WEBER in einer Doktorarbeit auf die Wichtigkeit dieses Frühsymptoms hinweisen lassen. Der Arbeit sind einige sehr instruktive Krankengeschichten beigefügt. Der Spasmus kann an jeder Stelle der Speiseröhre auftreten, bald in Höhe des später nachzuweisenden Karzinoms, bald am Ösophagusmund, bald im Kardiagebiet. Er kann, muß aber nicht mit Schmerzen einhergehen! Er äußert sich dadurch, daß plötzlich ein Bissen irgendwo stecken bleibt, nach einigem Zuwarten rutscht er nach unten. Danach kann anstandslos weiter gegessen werden. Der Krampf kann aber auch stundenlang anhalten. Das Vorkommnis wiederholt sich nach Tagen oder Wochen.

In einem der in der WEBERschen Arbeit beschriebenen Falle dauerte der absolute Verschluß selbst für Flüssigkeiten 3 Tage lang. Charakteristisch ist, daß nach Ablauf des Verschlusses alle Speisen ohne jede Hemmung geschluckt werden. Es kann sich also noch nicht um eine organische Stenose gehandelt haben.

Die Spasmen können natürlich auch fehlen, dann beginnt das Leiden mit einem Druck oder einer Hemmung beim Schlucken eines Bissens.

Wenn wir die Vorgeschichte Speiseröhrenkranker aufnehmen, finden wir solche Vorkommnisse nicht selten, immer aber müssen wir dabei an ein beginnendes Karzinom denken und dann auf jede Weise zu einer Lokaldiagnose zu kommen suchen.

Die Frühdiagnose ist bei Lokalisation im Kardiagebiet von besonderer Wichtigkeit, da heute nach dem Vorgang amerikanischer Chirurgen eine Frühoperation zur Heilung führen kann.

Häufig ist der Kranke nicht imstande anzugeben, an welcher Stelle die Hemmung sitzt, er lokalisiert ganz falsch. Allmählich steigert sich die Schluckstörung, sie kehrt immer häufiger wieder, schließlich bei jedem Essen. Waren es anfangs nur feste Bissen, besonders Fleisch, trockenes Brot, die Schwierigkeit machen, dann ist es bald auch Breiiges, und schließlich passiert auch Flüssiges nicht mehr anstandslos.

Eines der regelmäßigsten Symptome bildet das Regurgitieren; es stellt sich ein sobald die Stenose ein gewisses Maß erreicht hat. Anfangs sind es nur einzelne Bissen, die während der Mahlzeit wiederkehren, allmählich sammeln sich besonders bei tieferliegenden Karzinomen immer mehr Speisen an, die unter Würgen und Drücken nach der Mahlzeit herausbefördert werden, meist in zähen Schleim eingehüllt. Zuweilen sind denselben Blutspuren gelegentlich auch Geschwulstpartikel beigemengt.

Die Menge des Regurgitierten hängt von dem Sitz des Karzinoms und dem Grad der darüber befindlichen Dilatation ab. Da die Schleimhaut sich infolge der Zersetzung der Speisen entzündet, wird ein zäher Schleim abgesondert, der sich den Speiseresten beimengt und sich oft in ungeheurer Menge ansammelt. Der Kranke räuspert, würgt und spuckt Tag und Nacht und leidet unter dieser Schleimsekretion mehr als unter der eigentlichen Krankheit. Das lange Verweilen des Detritus über der Stenose führt zur Zersetzung und einem lästigen Foetor ex ore. Dieser und ein oft widerlich süßlicher Geschmack im Munde nehmen dem Kranken jede Eßlust.

Schmerzen spielen selbst bei langer Krankheitsdauer meist keinerlei Rolle. Ich habe viele Kranke gesehen, die vom Anbeginn des Leidens bis zum Ende niemals über Schmerzen geklagt haben. Der Schmerz bleibt jedenfalls solange aus, als sich der Tumor auf die Speiseröhre beschränkt und tritt erst in Erscheinung bei Übergriff auf die Nachbarschaft, die Pleuren, die Wirbelsäule, das Zwerchfell, die sensiblen Nerven.

Wohl aber spielen Würg- und Druckgefühle bei zunehmender Stenose während des Schlingaktes eine häufige Rolle; außerhalb desselben fehlen Sensationen von seiten der Speiseröhre. Hat die Verengerung bereits einen hohen Grad erreicht, passiert Dünnbreiiges und selbst Flüssiges nicht mehr anstandslos, dann beherrschen Hunger und Durst das Krankheitsbild. ,,Wenn ich mich nur noch einmal satt essen könnte" hört man die Bedauernswerten oft klagen. Damit stellt sich extremste Abmagerung, Kachexie und Inanition ein.

Dieses einförmige Krankheitsbild wird abwechslungsreicher sobald der Tumor die Nachbarschaft in Mitleidenschaft zieht.

Nicht selten bilden Zeichen einer Einbeziehung der Nachbarorgane die ersten Symptome der Krankheit und verschleiern lange das eigentliche Leiden.

So ging eine Heiserkeit und Aphonie infolge Kompression des Nervus recurrens der Schlingstörung voraus. Im Gefolge hochsitzender Tumoren wird verhältnismäßig häufig einseitige Stimmbandlähmung beobachtet. Auch der Sympathikus beteiligt sich gelegentlich an dem Krankheitsbild und ruft vasomotorische Störungen, einseitiges Schwitzen hervor. Der HORNERsche Symptomenkomplex (Verkleinerung der Lidspalte, Zurücksinken des Bulbus, Verengung einer Pupille mit träger Reaktion) wird bei hohem Sitz nicht selten angetroffen.

Kompression der Trachea ruft Dyspnoe hervor. Übergriff auf Herzbeutel und Pleuren verursachen Entzündungen dieser Organe.

Eine der schwersten Komplikationen bildet die Mitbeteiligung der Wirbelsäule; die Geschwulst zerstört entweder den Wirbelkörper direkt oder wuchert durch die Foramina intervertebralia, komprimiert die Rückenmarknerven (Neuralgien) und schließlich die Medulla spinalis. Mehrfach wurde infolge der Paraplegie die Fehldiagnose auf Wirbelkaries gestellt; erst die Sektion deckte das primäre Speiseröhrenleiden auf.

Die Verbindung mit Nachbarorganen hat häufig Perforation in dieselben zur Folge. Eine der häufigsten Komplikationen bildet die Perforation in die Trachea. Ist der Verbindungskanal weit, dann stellen sich bei jeder Nahrungsaufnahme äußerst quälende Hustenanfälle ein, die getrunkene Flüssigkeit wird unter größter Anstrengung wieder ausgehustet. In der Regel beschließt eine Lungengangrän das Leiden. Kleine Ösophago-Tracheal- (resp. Bronchial-) Fisteln können symptomlos bleiben.

Noch gefährlicher sind die Perforationen in den Herzbeutel (Pyo-Pneumoperikard), die Pleura, die Gefäße. Letztere führen zu profusen und oft tödlichen Blutungen und Thrombosen.

Metastatische Drüsenschwellungen (Achsel, Unterkiefer) geben Anlaß zu heftigen Neuralgien.

Untersuchung: Alle üblichen Untersuchungsmethoden müssen herangezogen werden. Der konsultierte Arzt wird zunächst den ovalen dicken Magenschlauch einführen. Damit stellt er den Sitz einer vorhandenen Stenose fest. Die Augen des Schlauches werden genau auf Gewebspartikel und Blut untersucht. Ist der Schlauch anstandslos in den Magen gegangen, dann wird mit der Divertikelsonde die ganze Wandung abgesucht.

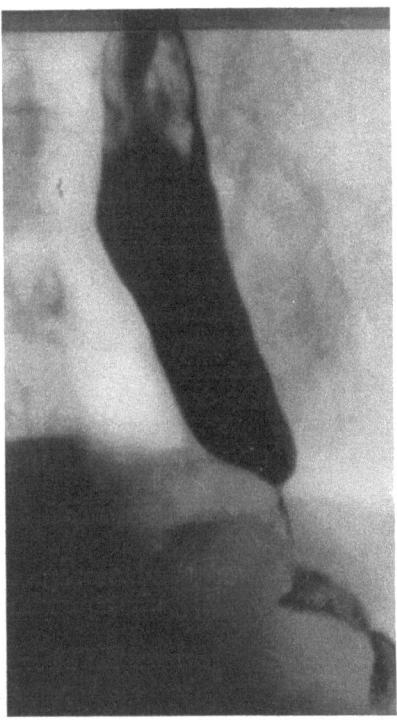

Abb. 19. Kardiakarzinom röntgenologisch als sog. Kardiospasmus gedeutet. Richtige Diagnose durch Divertikelsonde und Operation bestätigt.

Man fühlt so bereits ganz beginnende Unebenheiten, die sonst bei keiner Krankheit vorkommen. Ich habe so eine große Anzahl von Karzinomen im Kardiagebiet festgestellt, die röntgenologisch noch nicht erkannt und als funktionelle Stenose gedeutet waren. Auch HENNING verfügt über solche röntgenologische Fehldiagnosen.

Die Divertikelsonde gibt Aufschluß über die Art der Stenose, bei wandständigen Tumoren über die Lage in der Zirkumferenz, über die Länge eines Tumors. Kommt man in ulzeriertes Gewebe, dann wird Schmerz geäußert, der aber verschwindet, sobald man wieder in normalem Gewebe angelangt ist.

Ich habe keinen Fall erlebt, in dem ein Karzinom der Untersuchung mit der Divertikelsonde entging.

Die Röntgenuntersuchung ergibt bei einigermaßen vorgeschrittenen Fällen drastische Bilder. Der Verlauf der Falten ist unterbrochen, über der Stenose sieht die Speiseröhre wie ausgefranzt aus. Die Kontrastflüssigkeit nimmt mehr oder weniger plötzlich einen dünnen, unregelmäßigen Verlauf an. Über der Stenose ist die Speiseröhre erweitert, meist in Form einer Birne, den Stiel nach oben. Die Dilatation erstreckt sich aber meist nicht weit nach oben, im Gegensatz zur kardiotonischen Dilatation.

Im Ösophagoskop ist die ausgesprochene Krankheit in allen Einzelheiten sicher zu stellen. Ich habe in meinem Lehrbuch der Ösophagoskopie sehr ausführlich über die diagnostischen Möglichkeiten gesprochen, hier sei nur Wichtigstes erwähnt.

Unbedingt notwendig ist die Reinigung des Gesichtsfeldes durch Spülung. Störend wirken Schleim, Speisereste, Blut, die das Gesichtsfeld verdecken!

Allererste Anfänge eines Karzinoms werden selten als solche erkannt. Ich habe folgenden Frühfall untersucht:

Man sieht eine kleine, umschriebene Wandstelle etwas ins Lumen

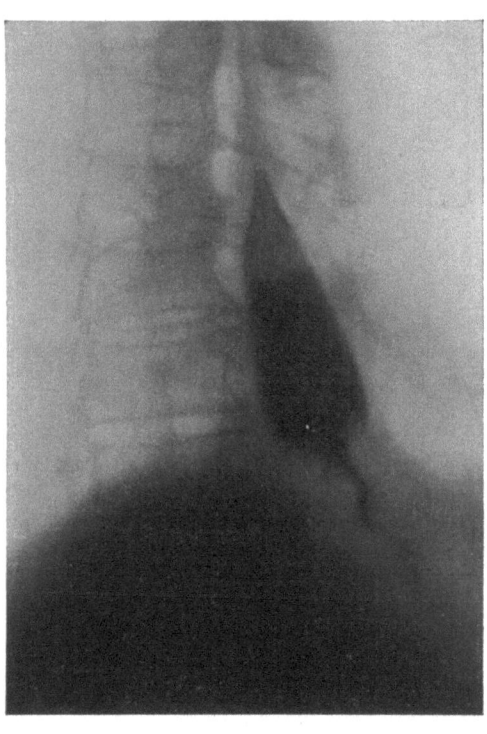

Abb. 20. Ösophagus-Karzinom. Dilatation darüber birnförmig.

vorragen. Die Schleimhaut legt sich hier nicht mehr in Falten, sie zeigt nicht das charakteristische lebendige Bild mit den bekannten Bewegungsphänomenen, sondern scheint ohne in ihrer Farbe verändert zu sein, mit der Unterlage in unbeweglicher Verbindung zu stehen. Ulzeration ist nicht vorhanden. Der Tubus gelangt gut an der kranken Stelle vorbei; zieht man ihn aber langsam zurück, so wölbt sich diese infiltrierte Stelle nicht geschmeidig über den Tubusrand, sondern tritt, nachdem das Tubusende bereits wieder im normalen Gebiet angelangt ist, starr als Ganzes in das Gesichtsfeld, oder wird durch eine höher gelegene, vorspringende, normale Schleimhautfalte verdeckt.

Bei späterem Wachstum sieht man die allermannigfaltigsten Bilder. Drei Merkmale treten vor allem in Erscheinung: die Ulzeration und die Immobilisierung der kranken Partie, Verengerung des Lumens Geschwürbildung ist schon früh zu beobachten. Die Schleimhaut sieht wie abgekratzt aus, ist sehr stark vaskularisiert und blutet schon bei Betupfen mit Watte. Allmählich greift die Ulzeration tiefer, während der Rand etwas aufgeworfen erscheint.

Je mehr sich die Ulzeration in die Tiefe ausdehnt, um so auffallender wird die Immobilisierung der kranken Wandpartie.

Und nun die Raumverengerung. Selten bleibt der Tumor flächenhaft.

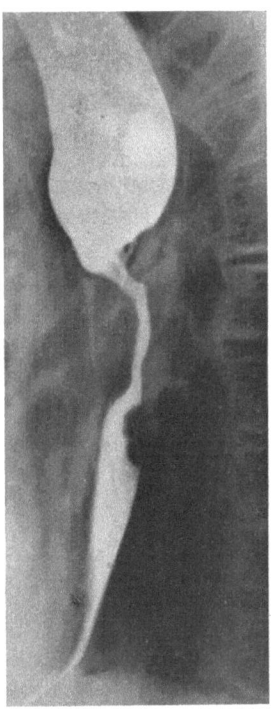

Abb. 21. Ausgedehntes Karzinom in der Mitte der Speiseröhre.

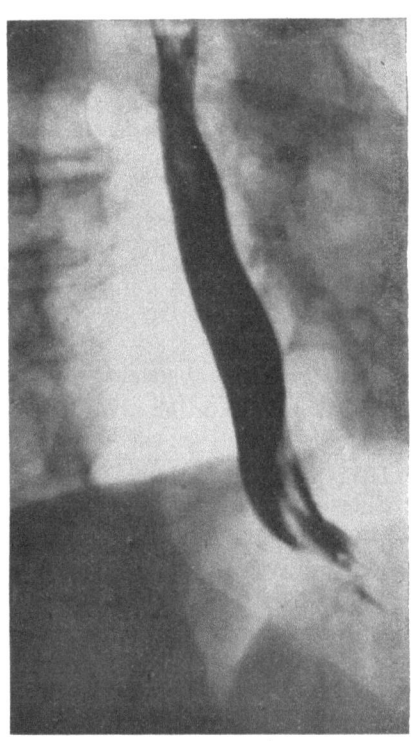

Abb. 22. Kardiakarzinom.

Die Ränder werden bald so verdickt, daß man nicht mehr in die Tiefe sehen kann und nur durch etwas gewaltsame Verdrängung der kranken Partie an derselben vorbeikommt.

Ist aber die Ulzeration lange ausgeblieben, dann wächst der Tumor ins Lumen und verengt dasselbe frühzeitig, so daß man sich auf die Besichtigung des obersten Abschnittes beschränken muß.

Ringförmige Tumoren verursachen frühzeitig eine Stenose, in welche der Tubus nicht mehr eindringen kann.

Eine besondere Beachtung beanspruchen die Karzinome am Eingang und Ausgang der Speiseröhre.

Es kann gar nicht eindringlich genug vor jeder Gewaltanwendung bei Stenosen am Ösophagusmund gewarnt werden. Schon v. MIKULICZ erlebte bei hochsitzenden Karzinomen Perforationen. Auf jeden Fall muß vorher mit der Sonde der Sitz derselben festgestellt werden. Das sind die einzigen Fälle, bei denen ich mit dem Ösophagoskop ohne Mandrin eingehe. Den KILLIANschen Röhrenspatel halte ich für diese Fälle für gefährlich.

Die Wandung unmittelbar über dem Tumor kann spastisch kontrahiert sein, so daß man denselben gar nicht oder nur allerkleinste Abschnitte desselben zu sehen bekommt.

Auch das Kardiakarzinom kann große diagnostische Schwierigkeiten bereiten, besonders wenn es vom Fornix oder der kleinen Kurvatur nach oben wuchert. Man sieht dann gelegentlich nur ein kleines Höckerchen, eine starre Stelle. Die Einführung des Tubus kann sehr erschwert sein; während im allgemeinen bei Andrängen des Tubus an Tumoren kaum Schmerz geäußert wird, tritt er hier auf, sobald man versucht in den Magen zu gelangen.

Eine oberhalb der Kardiastenose aufgetretene Dilatation ist leicht festzustellen.

Ich unterscheide folgende vier Karzinomtypen:
1. Die Wandinfiltration (bei Respiration unbeweglich, Schleimhaut auf Unterlage nicht verschieblich, wenig Ulzeration).
2. Ulcus carcinomatosum (scharf umschriebener, unregelmäßig begrenzter Substanzverlust, Ränder wallartig erhoben, Geschwürgrund: blutige Granulationen).
3. Der wandständige Tumor (Lumen verengender Tumor, breitbasig, selten gestielt, glatte oder zerfressene Oberfläche).
4. Das ringförmige Karzinom (stark stenosierend, die ganze Zirkumferenz umfassend, mehr oder weniger ulzeriert).

Die Diagnose ist meist leicht zu stellen. Eine Wandveränderung läßt sich mit der Divertikelsonde und mit Hilfe der Ösophagoskopie erkennen; mittels der Divertikelsonde selbst in Fällen, in denen das Röntgenbild noch keine Veränderungen zeigt.

Bei einfacher Schleimhautentzündung bleibt die Schleimhaut auf der Unterlage beweglich und zeigt respiratorische Verschieblichkeit. Blutung beim Betupfen mit Wattetupfer ist stets auf Karzinom verdächtig.

Die Diagnose wird vor allem durch die Proboexzision aufgeklärt. Die Zangen von v. MIKULICZ und GOTTSTEIN sind Doppellöffel; sie schneiden aber nicht, sondern sie reißen. Meine Doppelkürette, die scharf schneidet, ist entschieden vorzuziehen. Vorgeschrittene Fälle von Ösophaguskarzinom bieten der Diagnose im allgemeinen keine Schwierigkeit, nur das Ulcus pepticum ist differentialdiagnostisch schwer abzutrennen. Es hat seinen konstanten Sitz im Kardiagebiet, kann häufig weder durch Sondierung, Röntgenuntersuchung und selbst Ösophagoskopie sicher gestellt werden. Alle uns zur Verfügung stehenden Untersuchungsmethoden können versagen, selbst die Probeexzision; erst durch längere Beobachtung wird Karzinom ausgeschlossen.

Die Prognose ist schlecht. Ich kenne keinen geheilten Fall und verfüge auch über zahlreiche operierte Fälle, die sämtlich starben. Erst neuerdings sind wohl infolge einer äußerst subtilen Vorbereitung gute Erfolge (bis jetzt Lebensdauer 5 Jahre nach der Operation) durch Radikaloperation von Kardiakarzinom erzielt worden (KRAUS-Göppingen). Die Lebensdauer ist wie erwähnt verschieden, meist erstreckt sie sich auf 1 bis 2 Jahre. Unter meinen Patienten blieb ein Ingenieur seit dem ersten Beginn $3\frac{1}{2}$ Jahre am Leben, er ernährte sich durch eine Magenfistel und war fast bis an sein Ende arbeitsfähig. Das ist eine große Ausnahme.

Therapie: Während meiner langjährigen ärztlichen Tätigkeit erlebte ich die Empfehlung von fast ungezählten Medikamenten und Methoden zur Heilung des Krebses. Dem Ösophaguskrebs ist zweifellos eine hochgradige Malignität eigen. Keines der vielen Mittel hat die auf sie gesetzte Hoffnung erfüllt. Können wir den Speiseröhrenkrebs auch nicht heilen, so sind wir doch in vielen Fällen zu symptomatischem Eingreifen berechtigt und verpflichtet. Die Behandlung hat sich auf Linderung der Schluckstörung zu richten. Um die Wände glatt und schlüpfrig zu machen verordne ich eine Mixtura gumosa mit Zuckerzusatz, mehrmals täglich einen Kaffeelöffel voll zu nehmen. Auch folgende Schüttelmixtur hat sich bewährt.

    Rp. Ol. Ricini 10,0
      Glyzerin 20,0
      Ol menth. pip. gtt. III
      Aqua dest. ad 200,0
      MD kaffeelöffelweise.

Wenn die Schleimbildung den Kranken sehr belästigt, wirken Spülungen der Speiseröhre mit warmen Emserwasser sehr wohltätig; durch ruckartiges Heben und Senken des Trichters wird der zähe Schleim von den Wänden gerissen. Um zu vermeiden, daß das Wasser in den Magen abläuft, verwendet man dicke Schläuche, die die Stenose verschließen. Auch die Ballonsonde kann den Abfluß verhindern.

Auswaschung dient bei tiefsitzenden Karzinomen der Entfernung stagnierender Speisen, Gewebspartikel, Fremdkörper in und über der Stenose, sowie der Linderung des Katarrhes.

Zur Herabsetzung der Schleimsekretion und um den Schleim zu verdünnen, geben wir kleine Atropindosen, Holopon und Natr. bicarbon. (10,0:100,0). Auch Jod führt zur Verdünnung des Schleimes und besonders Kandiszucker. Ulzerationen werden mit deckenden Pulvern, Orthoform, Airol, Bismuth behandelt. Bei Neigung zu Blutungen gebe ich die S. 26 angegebene Mixtur s. Ulcus pept.

Fast wichtiger als die medikamentöse Therapie sind diätetische Vorschriften. Die Nahrung soll das Karzinom in keiner Weise irritieren, und soll so gewählt sein, daß das Körpergewicht möglichst erhalten bleibt. Sobald das Schlucken fester Bissen einigermaßen behindert ist, darf nur flüssige und breiige Kost gestattet werden. Es muß langsam gegessen, gut eingespeichelt werden. Fleisch muß in fester Form frühzeitig verboten werden, da es leicht in der Stenose stecken bleibt und langdauernde Obturation verursachen kann. Von Brot sind die Krusten zu entfernen. Sehr gut wird Knäckebrot geschluckt. Dicke Suppen und Grützen von Gerste und Hafer, ferner Hygiama, Kufeke, Kindermehle sind zu empfehlen, womöglich alles durchs Haarsieb getrieben, Von Fleisch ist Fleischgelee, Fleischpulver und feingewiegtes Haschee, eventuell eingemachtes Hirn und Brieschen gestattet. Von Eierspeisen werden rohe und weiche Eier gut geschluckt. Milch trägt oft zur Schleimvermehrung bei und kann durch großklumpige Gerinnung Obturation verursachen. Etwas leichter Wein kann wohl gewährt werden.

Zu dieser Diät ist auch reichlich Flüssigkeit zu geben, da sie hängengebliebene Speisereste hinunterspült.

Nimmt bei dieser Diät der Kranke ab, dann sind Nährpräparate wie Plasmon, Sanatogen, Somatose, Tropon zuzusetzen, auch mit Fetten und Öl habe ich gute Erfahrung gemacht.

Frühzeitig ist auch an eine Unterstützung der Magenfunktion (fehlende HCl) zu denken. Nehmen Gewicht und Urinmenge dauernd ab, dann kommen Nährklystiere und Infusionen in Betracht.

Mit solchen diätetischen und medikamentösen Hilfsmitteln können wir das Los dieser Unglücklichen erleichtern. Nichts ist für einen Kranken deprimierender, als wenn der Arzt sagt: da ist nichts zu machen. Auch wenn unsere Bemühungen nur suggestiven Wert hätten, wären sie nicht als verloren zu bezeichnen.

Es liegt in der Natur der Sache, daß wir krebsige Stenosen zu dilatieren versuchen; der Kranke drängt selbst darauf. Am besten geeignet zur Dilatierung sind die ringförmigen Stenosen, dagegen hat es keinen Sinn bei wandständigen Tumoren Dilatationsversuche zu unternehmen, da der gesunde Wandabschnitt der Sonde elastisch nachgibt und sich nach Entfernung der Sonde dem Tumor wieder anlegt. Ein therapeutischer Effekt bleibt deshalb aus.

Verschiedene Instrumente und Methoden wurden angegeben, teils zur Dilatierung, teils zur Ernährung. Ich erwähne die BORCHERsche Peitschensonde, die KURTZAHNsche Perlenkette, die SENATORsche Quellsonden, die Dauerkanülen von RENVERS und KRIESHABER, den Drahttubus von LUDIN.

Alle diese Instrumente und Methoden haben nur beschränkte Anwendungsmöglichkeit und erfordern große Geschicklichkeit von seiten des Arztes und große Geduld des Kranken.

Ich stehe im allgemeinen auf dem Standpunkt, daß man solange nicht sondieren soll, als der Kranke Dickbreiiges noch anstandslos schluckt. Die Sondierung übt eben einen ständigen Reiz aus, der für das Wachstum des

Tumors nicht gleichgültig sein kann. Leidet aber der Ernährungszustand durch ungenügende Nahrungszufuhr infolge der Stenose, dann müssen wir zur Sonde greifen. Am geeignetsten sind die geknöpften elastischen Sonden. Wir beginnen mit kleinen Nummern und steigen langsam bis zu den stärksten. Der Nutzen ist oft recht beträchtlich, so daß immer konsistentere Nahrung geschluckt werden kann. Auch hier sei nochmals vor Gewalt und Bahnung falscher Wege gewarnt! Ist die Stenose nicht konzentrisch, kann man nicht zielbewußt dilatieren, sondern findet die Sonde nur nach langem Probieren mehr zufällig den Weg, dann unterläßt man am besten die Sondierung ganz. Es gelingt vielleicht dann noch mit der Divertikelsonde (steigende Oliven) eine bessere Wegbarmachung zu erzielen.

Ist der Verlauf nicht mehr gradlinig, dann kann man im Ösophagoskop noch eine Sondierung durchführen. Ich bin aber in den letzten Jahren ganz davon abgekommen. da sie für die oft körperlich geschwächten Kranken eine zu große Belastung bildet; auch von der Entfernung von verengenden Tumorteilen, die auch zuweilen das Schluckvermögen bessern kann, erwarte ich nicht viel.

Wird die Nahrungsaufnahme immer mehr erschwert, dann ist die Frage der Gastrotomie zu überlegen. Im allgemeinen wird viel zu spät die Magenfistel angelegt, daher die schlechten Resultate hinsichtlich der Verlängerung des Lebens. Allerdings sträubt sich der Kranke oft selbst dagegen solange die Fistel noch einen Zweck hätte. Es ist freilich kein beneidenswerter Zustand, sich nur durch Fistelernährung über Wasser zu halten. Aber der Hungertod ist noch schrecklicher, und wenn schon, dann soll die Magenfistel angelegt werden, wenn der Ernährungszustand noch leidlich ist und nicht schon die Inanition droht. Ich habe auch schon beobachtet, daß nach einigen Wochen Fistelernährung die Nahrungsaufnahme per os wesentlich leichter geht.

Nun bleibt noch die Behandlung mit Radium- und Röntgenstrahlen. Ich führe dieselbe nicht durch und habe deshalb den Chefarzt des Zentralröntgeninstitut unseres Krankenhauses Prof. Dr. HERBERT SCHOEN gebeten sich über seine Erfahrungen mit Methode und Erfolg der Strahlenbehandlung hier zu äußern. Ich lasse hier seine Ausführungen folgen:

,,Der Strahlentherapie des Ösophaguskarzinoms liegen die Kenntnisse von LACASSAGNE zugrunde, der im Tierexperiment nachwies, daß das Plattenepithel des Ösophagus genau die gleiche Strahlenreaktion aufweist wie das Plattenepithel an anderen Körperabschnitten. Eine Herddosis von 4000 r ist zur Epitheliolyse erforderlich. LACASSAGNE beobachtete, daß die Schleimhaut des Ösophagus sich nach 2 bis 3 Tagen völlig regeneriert. BORAKS Behauptung, daß das Ösophaguskarzinom strahlenresistent sei, ist strahlenbiologisch nicht begründet. Die Gefahr der Strahlentherapie liegt darin, daß der dünne Epithelschlauch durch die Bestrahlung der erkrankten Stellen leicht zum Zerfall neigt und perforiert. Die Mißerfolge sind daher anatomisch und wegen der Gefahr der Mediastinitis topographisch bedingt.

Durch die Einführung der Antibiotika ist die letztere Gefahr bedeutend herabgesetzt. Wir verwenden die Strahlentherapie beim Ösophaguskarzinom nur bei gleichzeitiger Anwendung von hohen Penicillindosen. Der Strahlentherapie stehen das Radium und die Röntgenstrahlen zur Verfügung. Die Methodik in den einzelnen Instituten ist daher durch Einzelanwendung einer solchen Strahlenart oder durch Kombination beider verschieden. Wir haben das Radium kombiniert mit der Röntgenperkutanbestrahlung angewandt. Bei der intrakavitären Anwendung des Radium handelt es sich um eine Kontaktbestrahlung. Die weichen Strahlen schalteten wir durch Anwendung entsprechender Filter aus. Da besonders bei der intrakavitären Kontaktbehandlung die Gefahr der Perforation besteht, haben wir diese durch Fraktionierung herabzusetzen versucht und sind dadurch um die Perforation herumgekommen. Wir führten das Radium unter Röntgenschirmkontrolle mittels Bougie ein. Eines Ösophagoskops bedurften wir nicht. Die durch das Ösophaguskarzinom bedingten Stenosen waren in unseren Fällen nie so weit vorgeschritten, daß wir einer endlosen Sonde nach PERTHES bedurften. Die endoösophageale Distanzbestrahlung nach KRAINZ und KUMER durch Aufblasen eines Gummiballons über dem Radiumträger haben wir nicht ausgeübt. Wir verabfolgten dreimal in 14tägigen Abständen 400 mg El/h und bestrahlten zusätzlich perkutan nach der Vielfeldermethode fraktioniert bis zu einer Herddosis von 6000 r. Die Vielfeldermethode wurde als gezielte Kleinfeldbestrahlung angewandt. Als Einzeldosis verabfolgten wir 200 r bei 0,5 mm Cu, 180 kV und einer HWS von 1 mm Cu. Die Durchstrahlung von Herz und Rückenmark vermieden wir tunlichst. Wir konnten durch unsere Methode die Stenose öffnen, so daß der Schluckakt wesentlich besser ablief, zum Teil symptomlos. Ein Rotationsbestrahlungsgerät nach MESNIL steht uns in Zukunft zur Verfügung; wir werden dann die Vielfelderbestrahlung durch die Rotationsbestrahlung ersetzen. Trotz der erzielten Symptomfreiheit konnten wir das Leben nur verlängern, da der Tod durch die Metastasen bedingt wird, die so frühzeitig auftreten, daß sie durch die Röntgendiagnostik nicht erfaßbar sind und wenn, erst zu einem späteren Zeitpunkt. Diese Drüsenmetastasen sind die hauptsächlichen Ursachen der Versager der Bestrahlungsbehandlung, wie bei den Tumoren der Zunge, Lippen und Bronchien. Im Augenblick des Auftretens von Drüsenmetastasen ist die Prognose infaust.

Die Röntgentiefentherapie haben wir nach Einführung des Lost mit der i. v. Verabfolgung desselben kombiniert. Nach einer Testmenge von 1 mg erhöhen wir die Dosen bis höchstens 5 mg, je nach Verträglichkeit, wobei wir das auftretende Übelbefinden durch eine Tablette Medinal zu unterdrücken versuchen. Wir verabfolgen wöchentlich drei Einzeldosen Lost bis zu einer Gesamtmenge von 30 mg. Die Leukozyten werden während dieser Gaben ständig kontrolliert. Wir können uns des Eindrucks nicht erwehren, daß die Kombination von Röntgentiefenbestrahlung, Radium und Lost die Eröffnung der Speiseröhre, besonders wenn sie durch Tumoren im unteren

Drittel kardianah verursacht werden, rascher ermöglicht, so daß die Patienten eher beschwerdefrei werden und der Schluckakt wieder schneller in Gang kommt."

10. Die Erweiterungen der Speiseröhre

Dieselben werden in umschriebene, wandständige und diffuse, allseitige Erweiterungen eingeteilt.

Erstere werden Divertikel, letztere diffuse Erweiterungen genannt. ZENKER hat die Divertikel 1877 in einer klassischen Arbeit beschrieben und sie in Pulsions- und Traktionsdivertikel geschieden.

Unter Pulsionsdivertikel des Ösophagus versteht er blinde Anhänge des im übrigen normal weiten Rohres an der Grenze von Schlund und Speiseröhre, die durch einen die Wand an umschriebener Stelle vorstülpenden Druck von innen entstanden sind.

Traktionsdivertikel sind nach ZENKERS Definition solche, ,,bei denen die Wand durch einen von außen auf sie wirkenden Zug herausgezerrt wird".

a) Umschriebene Erweiterungen. Divertikel

α) Traktionsdivertikel

Auch in anderen Teilen des Magen-Darm-Traktus kommen Traktionsdivertikel vor. Die günstigsten Entstehungsbedingungen finden sich jedoch in der Umgebung der Speiseröhre, durch die leicht entzündlichen Drüsenpakete im Mediastinum, durch die Nachbarschaft der Lungen, der Pleura, des Herzbeutels, endlich aber auch dadurch, daß der Ösophagus infolge seiner beschränkten motorischen Funktion seine Lage nur wenig ändert und so, eingeengt durch die Nachbarorgane, der Bildung von Verwachsungen mit der Nachbarschaft nicht ausweichen kann.

Früher wurden die Traktionsdivertikel für selten gehalten. Sie wurden bei Sektionen meist übersehen und erst seitdem die Erlanger Sektionstechnik (DITERICH, HELLER, ZENKER) allgemeine Verbreitung fand, die Speiseröhre im Zusammenhang mit den Brustorganen herausgenommen und von hinten aufgeschnitten wurde, haben sie diese Seltenheit verloren. Dazu kommt, daß wir heute sehr wohl imstande sind mit Hilfe der Divertikelsonde und der Ösophagoskopie im Leben diese Divertikel zu diagnostizieren.

TIEDEMANN hat deren Vorkommen auf Grund von 633 Sektionen auf über 4% geschätzt. Heute dürfte es 20% erreichen.

Die Traktionsdivertikel haben ihren Sitz an der vorderen oder seitlichen Ösophaguswand. Es sind nur einige wenige Fälle bekannt, in denen sie (bei Wirbelkaries und nach Traumen) an der Hinterwand gefunden wurden. Weitaus die Mehrzahl hat ihren Sitz in Höhe der Birfurkation oder etwas darunter. Im oberen und unteren Drittel der Speiseröhre werden sie seltener beobachtet.

Die Erweiterungen der Speiseröhre 59

In der Regel ist nur ein Divertikelchen vorhanden. Eine Mehrzahl von zwei bis vier ist aber nicht selten. Im pathologischen Institut in Heidelberg befindet sich ein Präparat, an dem sechs Divertikel festzustellen sind.

Da dieselben durch einen an umschriebener Stelle der Ösophaguswand angreifenden Zug nach außen entstehen, so haben sie meist die Gestalt eines kleinen Trichterchens oder Zeltchens von verschiedenem Lumen und verschiedener Länge.

Bald sind es nur eben angedeutete Ausziehungen, bald sind es ganz respektable Trichter, die eine Länge von 2 bis 3 cm erreichen können und Raum für eine Fingerkuppe bieten. Auch ihre Mündung variiert sehr. Sie kann kreisrund sein, oft ist sie längsoval oder schlitzartig. Die Achse des Divertikels verläuft häufig nach oben, parallel der Speiseröhre, in manchen Fällen senkrecht zu letzterer, oder sie ist nach abwärts gerichtet.

Mitunter treffen wir an Stelle eines Trichters nur eine flache Grube an.

Da es sich bei diesen Divertikeln um einen Zug der Ösophaguswandung handelt, wäre a priori anzunehmen, daß auch die Wand des Divertikels deren Zusammensetzung aufweist. Das ist nur in einem Teil der Fall. Meist entbehrt die Spitze der Schleimhaut, sie besteht aus Narbengewebe. Auch die Muskulatur kann fehlen. Sie ist nur auf die Umgebung nahe dem Abgang von der Speiseröhre beschränkt, oder es finden sich nur einige schleifenförmige Züge, die aber die Spitze nicht erreichen.

Ist das Innere des Divertikels noch mit Schleimhaut ausgekleidet, dann ist dieselbe häufig durch kleine Ulzerationen oder Narbengewebe unterbrochen. Auch Perforationen der Spitze

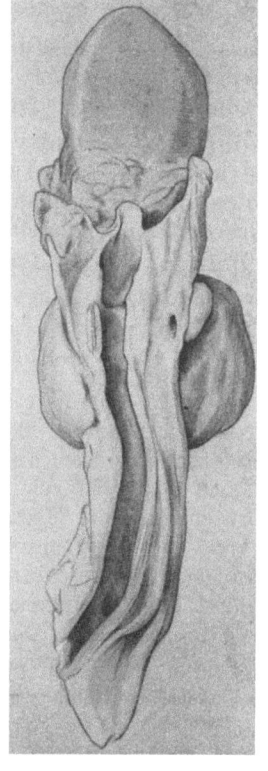

Abb. 23. Ein Traktionsdivertikel.

werden beobachtet. Man gelangt dann mit der Divertikelsonde in einen blindendigen Gang oder in eine Höhle der Nachbarschaft; das Divertikel kann auch mit einem Nachbarorgan kommunizieren.

Endlich kann aber das Divertikel einer dem Ösophagus entstammenden Wandung vollständig entbehren, die Höhle durch fremdes Gewebe begrenzt sein. Sehr häufig spielt dabei Drüsengewebe eine Rolle, das schon makroskopisch an ihrem anthrakotischen Pigment zu erkennen ist.

In weitaus der Mehrzahl steht das Divertikel in irgendeiner Beziehung zu den mediastinalen Lymphdrüsen [(80 bis 85%)(s. Abb. 23)]. Bald bilden diese einen Teil der Wandung, bald finden sich zwischen Divertikel und Drüsen bindegewebige Züge. Die Drüsen zeigen Veränderungen bestehender oder abgelaufener Entzündung, sie sind geschrumpft, schwielig, häufig verkalkt oder verkäst.

Selten werden Drüsen in der Umgebung ganz vermißt, zuweilen sind nur Reste vorhanden, oder Pigment läßt auf die frühere Anwesenheit von Drüsen schließen.

Sind keinerlei Drüsenveränderungen nachzuweisen, dann werden Schrumpfungsprozesse im mediastinalen Bindegewebe festgestellt, Verwachsungen mit der Lunge, Herzbeutel, Pleura oder mit einer Struma.

Gelegentlich wurde das gleichzeitige Vorkommen von Traktionsdivertikeln mit perikarditischen und pleuritischen Prozessen beobachtet.

Häufig ist das Lumen der Speiseröhre im ganzen Verlauf normal weit. Es sind aber auch Fälle beschrieben, in denen der ganze Ösophagus dilatiert war und das Bild der kardiotonischen Dilatation darbot. In Höhe des Divertikels finden sich auch Lumenveränderungen im Sinne von Stenosen. Darüber bilden sich Dilatationen aus. Die Muskulatur über dem Divertikel ist dann hypertrophisch.

Was die Ätiologie der Traktionsdivertikel anlangt, so sind die eben beschriebenen anatomischen Befunde das Produkt von Krankheitsprozessen, die sich schleichend entwickeln in der Tiefe der Speiseröhre und deren Umgebung, an Orten, welche unserem Auge entzogen sind und unseren Untersuchungsmethoden verborgen bleiben. Sie verlaufen, ohne uns durch irgendwelche Symptome an die Möglichkeit ihrer Existenz zu mahnen und werden meist erst auf dem Sektionstisch, viele Jahre nach ihrer Ausheilung entdeckt.

Wir können weder ihre Ursachen noch ihre letzten Entstehungsbedingungen beobachten und doch sind wir fast in allen Fällen orientiert, sowohl über die Ätiologie der Divertikel wie über ihren Verlauf und zwar lediglich auf Grund der prägnanten charakteristischen pathologisch-anatomischen Befunde.

Der konstante Sitz an der Vorderfläche der Ösophaguswand und hier wieder im mittleren Drittel des Rohres in Höhe der Birfurkation, das Vorkommen der Lymphdrüsen an dieser Stelle, die gleichzeitige Erkrankung der letzteren mit derjenigen der Ösophaguswand, die Form der Divertikel, endlich die anatomische Beziehung zu den Drüsen nach abgelaufener Entzündung geben die Gewißheit, daß den letzteren auch für die Entstehung der Divertikel eine wichtige Rolle zuzuschreiben ist.

Unter den beschriebenen Präparaten finden sich alle Stadien von Divertikelbildungen, von den ersten kaum nachweisbaren Anfängen bis zu den ausgeprägten Fällen, so daß die Richtigkeit der Auffassung über die Entstehung nicht mehr in Zweifel gezogen werden kann.

Welches sind nun die Drüsenerkrankungen, die Divertikelbildung zur Folge haben können?

Daß häufig nur Schrumpfung mit Pigmentablagerung gefunden wird, weist darauf hin, daß auch hier die relativ häufigste Erkrankung der Bronchialdrüsen, die „Anthrakose", als wichtigstes ätiologisches Moment anzusehen ist. Die dadurch hervorgerufene Entzündung der Drüsen greift auf die Nachbarschaft über, so auf den Ösophagus, und bei der nachfolgenden Schrumpfung wird die Speiseröhrenwand ausgezogen.

Weiterhin spielt die Tuberkulose der Drüsen eine große Rolle, wenn wir auch nicht so weit gehen wollen wie manche Autoren, die für alle Fälle die Tuberkulose verantwortlich machen, und endlich sind auch unspezifische Entzündungen der Drüsen ätiologisch in Betracht zu ziehen.

Daß gerade die Speiseröhre zur Divertikelbildung neigt, mag auch damit zusammenhängen, daß die entzündeten Drüsen mit weniger nachgiebigen Organen (Trachea, Bronchien) verwachsen, die dann als Fixationspunkt wirken. In Fällen, in denen die Drüsen vereitern, beschränkt sich die Eiterung nicht nur auf die Drüsen, sie greift auf die Nachbarschaft und so auf die Ösophaguswand über, wo sie zunächst die Muskulatur affiziert. Häufig macht die Eiterung an der Schleimhaut Halt. Bei der Schrumpfung wird dann nur die Schleimhaut ausgezogen. Das Divertikel entspricht dann einer Schleimhauthernie.

Zwischen solchen Hernien und Divertikeln mit Muskulatur finden sich alle möglichen Zwischenstufen.

Nicht selten scheinen Abszesse auch in die Speiseröhre durchzubrechen. Die Heilung erfolgt nach Entleerung durch Schrumpfung der Abszeßwand und Divertikelbildung. So erklären sich die nicht seltenen Narbenbildungen in Nähe der Spitze.

Nächst den mediastinalen Lymphdrüsen sind es wie gesagt hauptsächlich Lungenkrankheiten, welche Traktionsdivertikel veranlassen, und zwar ausschließlich solche, welche nach vorausgegangener Entzündung Schrumpfung zur Folge haben, also in erster Linie Lungentuberkulose. In der Literatur sind zahlreiche Fälle bekannt, in denen dieser Zusammenhang nachzuweisen war.

Neben der Tuberkulose kommt noch die chronisch interstitielle indurative Pneumonie, die Steinhauerlunge, ätiologisch in Betracht. OEKONOMIDES teilte einen Fall mit, bei dem das Divertikel mit der schiefrig indurierten Lunge verwachsen war.

Auch wurden Fälle beschrieben, in denen Kommunikation zwischen dem Divertikel und einer Kaverne bestand.

Selbst reine mediastinale Entzündungs- und Schrumpfungsprozesse können Divertikel hervorrufen. In der Spitze der letzteren ist dann natürlich kein pigmentiertes Gewebe zu sehen. Vielleicht gehören hierher auch die seltenen Fälle von sehr hoch und sehr tief sitzenden Divertikeln an Stellen, an denen normalerweise keine Drüsen liegen.

Auffallend häufig findet sich neben Traktionsdivertikeln obliterierende Perikarditis oder Pleuritis, ohne daß eine direkte Verbindung mit dem Divertikel nachzuweisen ist. Der Grund mag wohl darin liegen, daß nach Ablauf der Entzündungserscheinungen an der serösen Blättern infolge der ständigen Bewegung und Reibung der Kontakt gelöst und die Berührungsflächen mit der Zeit abgeschliffen werden.

Endlich sind Fälle beschrieben, in denen eine Strumitis auf die Entstehung von Traktionsdivertikeln hinwies. Der Sitz der letzteren ist auch dann dementsprechend hoch.

Auch der kongenitale Ursprung wurde erwogen. Es wäre wohl denkbar, daß bei der Differenzierung von Trachea und Ösophagus eine Ausstülpung an letzterem zustande käme. Eine sichere Unterlage für diese Annahme haben wir nicht.

Die oben angeführten anatomischen Verhältnisse sprechen dafür, daß für Ausbildung eines Divertikels eine lange Entstehungszeit in Betracht kommt. Jahre mögen vergehen bis es seine endgültige Gestalt bekommt. Es ist deshalb nicht verwunderlich, wenn Divertikel vorwiegend bei älteren Leuten gefunden werden.

Nur in einem verschwindenden Prozentsatz wurden Traktionsdivertikel bei Kindern unter 10 Jahren festgestellt. Meist handelte es sich um Kranke über 30 Jahre.

Daß das männliche Geschlecht erheblich bevorzugt ist, mag darauf zurückzuführen sein, daß die häufigste Ursache, die Anthrakose, häufiger bei Männern als bei Frauen vorkommt.

Symptomatologie

Wohl die Mehrzahl der Traktionsdivertikel bleibt symptomlos. Weder Schlingbeschwerden, noch sonstige Klagen, welche auf eine Erkrankung im Brustraum hindeuten, wurden im Leben angegeben. Es handelt sich wie erwähnt häufig um reine Zufallsbefunde bei der Sektion.

Wie erklärt sich dieser symptomlose Verlauf ? Nun, diese Divertikelchen sind ja meist sehr klein, 3 bis 6 mm lang, sie haben nur wenig Raumgehalt, auch ist ihre Mündung sehr häufig schmal, schlitzartig und wenig geeignet Speiseteile aufzunehmen. Dazu kommt der günstige Umstand, daß die Divertikel meist nach oben oder horizontal gerichtet sind. So laufen die Speisen meist anstandslos am Divertikel vorbei.

Hat sich aber in ungünstigen Fällen das Divertikel doch mit Speisen gefüllt, dann wird der ganze Inhalt leicht entleert werden und (etwa durch Druck auf die Nachbarschaft) keine Beschwerden auslösen, da die Wand starr und unnachgiebig von Schwielen und Narbengewebe umgeben ist.

Daß relativ selten Stenosen durch Divertikel bedingt sind, hat seinen Grund darin, daß immer nur relativ kleine Partien der Zirkumferenz der Speiseröhrenwand erkrankt sind.

Nun geht aber das Leiden doch gelegentlich mit erheblichen Beschwerden einher, die sich auf viele Jahre erstrecken können. Zunächst werden Schlingbeschwerden geklagt. Eine genaue Lokalisation ist meist nicht möglich, am häufigsten werden sie angegeben ,,mitten in der Brust". Feste Bissen, Fleisch, Brotkrusten, passieren schwer, es muß stets Wasser getrunken werden, um sie weiter zu befördern. Das wiederholt sich immer häufiger.

Der Schluckakt kann auch mit Schmerzen verbunden sein, die beim Passieren von Speisen bald an ein und derselben Stelle empfunden werden und eigenartigen Charakter annehmen können, bald sich mehr in einem dumpfen Druck hinter dem Brustbein oder im Rücken zwischen den Schulterblättern äußern.

Ein Brennen an der Stelle des Hindernisses läßt die Kranken selbst an eine lokale Entzündung denken.

Ist der Allgemeinzustand meist derart, daß das Leiden jahrelang ertragen werden kann, ohne daß der Lebensgenuß wesentlich eingeschränkt ist, ja, daß nicht einmal ärztliche Hilfe beansprucht wird, so können Traktionsdivertikel doch auch äußerst schwere Krankheitsbilder hervorrufen, die zu Körperschwäche, hochgradiger Abmagerung und Arbeitsunfähigkeit führen. Vor allem sind es Einklemmungserscheinungen, indem sich Fremdkörper, Knochenstückchen, Obstkerne usw. im Divertikel fangen, heftige Schmerzen verursachen, das Essen oft unmöglich machen. Dann besteht eine große Neigung zu kolikartigen Spasmen, in Höhe des Divertikels oder aber auch an anderen Stellen der Speiseröhre, die natürlich jedes Schluckvermögen aufheben und stundenlang anhalten können.

So sehen wir, daß die Traktionsdivertikel durchaus nicht als harmlos angesehen werden dürfen. Ja, man kann sagen, daß der Divertikelträger sich dauernd in Lebensgefahr befindet.

Die Gefahr liegt in erster Linie in der Möglichkeit einer Perforation des Divertikels und der dadurch hervorgerufenen Infektion der Umgebung der Speiseröhre. In einer früheren Statistik konnte ich in 10% eine Perforation der Divertikelspitze nachweisen. In der Mehrzahl der Fälle geht die Perforation vom Divertikel aus, steckengebliebene Fremdkörper und Ulzerationen mögen dieselbe verursacht haben. In anderen Fällen bestand die Wahrscheinlichkeit, daß das Divertikel von außen (Abszeß) perforiert wurde. Ist diese Perforation von einem Abszeß in der Umgebung des Divertikels erfolgt, dann kann sie allerdings heilsam wirken, da sich der Abszeß entleeren kann. Bei Perforation vom Divertikelinnern aus sind das Mediastinum und die angrenzenden Organe, Pleura, Lungen, Mediastinum, Perikard gefährdet.

Ich habe selbst einen Fall veröffentlicht, in dem von der Perforation ausgehend Empyem und Lungenbrand zum Tode führte. In der Literatur sind zahlreiche Fälle beschrieben, in denen als Folge einer Perforation Pleuritis, Perikarditis, Mediastinitis beobachtet wurde, und wenn vorher

Verwachsung mit Nachbarorganen bestand, Pyopneumothorax, Pneumoperikard, Durchbruch in die Aorta und Vena cava resultierte. Auch Kommunikation mit einem Bronchus, einer Kaverne (s. o.) wurden festgestellt.

Abgesehen von der Perforationsgefahr scheinen die Divertikel infolge der dauernden Reizung durch vorbeigleitende und darin haftende Speiseteile, sowie auf dem Boden von Ulzerationen für die Entstehung von Karzinom disponiert zu sein.

Es wurden in der Literatur mehrere Fälle beschrieben, in denen das Karzinom von der Divertikelwand ausging (Heller, Rieder, Starck).

Untersuchung

Wir führen zunächst den ovalen Magenschlauch ein. Meist geht er glatt in den Magen, in manchen Fällen findet er einen leichten Stop, der sich aber stets ohne Druck überwinden läßt. Es handelt sich um Feststellung der Schwelle, der unteren Umgrenzung des Eingangs in das Divertikel, die meist etwas ins Speiseröhrenlumen hereinragt. Wir messen die Lage des geringen Hindernisses.

Nun wird die Divertikelsonde eingeführt und unter dauernder Drehung der abgebogenen Olive die ganze Zirkumferenz von oben bis unten abgesucht. Wir wissen, daß die Traktionsdivertikel der Vorder- und Seitenwand angehören. Wir wenden also unsere Aufmerksamkeit ganz besonders den beiden vorderen Quadranten der Speiseröhre zu. Hier bleibt nun die Divertikelsonde meist in Höhe der Bifurkation oder etwas darunter stecken. Unter Andrängen kann sie tiefer vordringen. In anderen Fällen bleibt sie aber stecken, und nur, wenn das Sondenende nach hinten gedreht wird, gleitet die Sonde weiter. Die Sonde befand sich in dem Divertikel. Nicht alle Divertikel können durch die Sonde festgestellt werden, vor allem nicht diejenigen, welche nach oben gerichtet sind und an deren unterer Umgrenzung des Einganges ins Divertikel keine Schwelle, kein Schleimhautwulst, vorhanden ist. Dagegen sind Divertikel, welche horizontal, oder nach unten verlaufen, bei sorgfältiger Sondierung stets nachzuweisen.

Wir begnügen uns nicht damit, ein Divertikelchen festgestellt zu haben, wir wissen ja, daß eine Mehrheit von Divertikeln vorhanden sein kann und suchen deshalb die Wandung bis zur Kardia ab. Durch diese sorgfältige Sondierung habe ich mehrfach Traktionsdivertikel festgestellt.

Ein weiteres diagnostisches Hilfsmittel sind natürlich auch die Röntgenstrahlen. Besonders nach unten gerichtete Divertikel nehmen den dünnen Kontrastbrei auf und lassen sich auf der Platte leicht darstellen. Es gibt aber auch Fälle, die der Röntgenuntersuchung entgehen. Selbstverständlich genügt die Durchleuchtung im dorso-anterioren Durchmesser nicht, wir müssen den Patienten bald nach rechts, bald nach links drehen; nach oben gerichtete Divertikel können nur bei tiefliegendem Oberkörper im Bilde erfaßt werden. Da Traktionsdivertikel in der Vorderwand liegen, empfehle ich Seitenlage und tiefe Inspiration.

Die sicherste diagnostische Methode ist die Ösophagoskopie. Es ist mir 1903 als erstem gelungen, Traktionsdivertikel im Ösophagoskop nachzuweisen (ausführlich beschrieben s. Lehrbuch der Ösophagoskopie 1914 S. 163). Seitdem habe ich, ebenso wie andere, mehrfach Divertikel ösophagoskopisch festgestellt, sei es als Zufallsbefunde, sei es bei klinischem Verdacht auf solche.

Wir untersuchen mit dünnen Rohren in Rückenlage bei hängendem Kopf und können so bei nach oben (vorne) gedrängtem Tubusende die beiden vorderen Quadranten absuchen. Leicht ist es nicht den Eingang zu finden, besonders wenn derselbe schlitzförmig ist oder von Schleimhautfalten verdeckt ist. Er verrät sich mitunter dadurch, daß beim Andrängen des Tubus Speiseteile austreten. In manchen Fällen ist die Umrandung durch entzündliche Verfärbung oder blasses Narbengewebe kenntlich. Ist der Eingang weit, dann gelingt es gelegentlich einen engen Tubus etwas in die Höhle einzuführen, nicht aber zur Spitze vorzudringen.

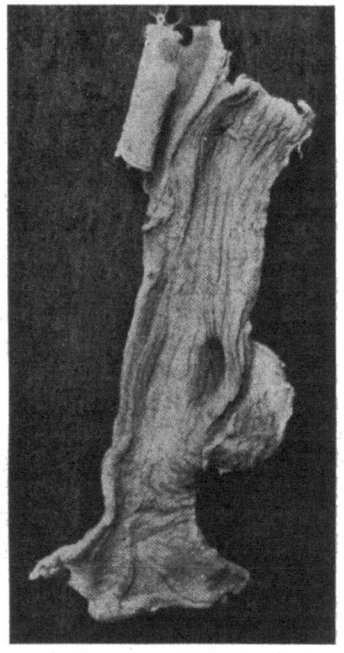

Abb. 24. Traktionsdivertikel in Höhe der Bifurkation. Ein kugeliges Traktions-Pulsations-Divertikel im unteren Drittel.

Diagnose

Wir müssen an Traktionsdivertikel denken, wenn sich bei Kranken, welche vor Jahr und Tag fieberhafte Erkrankungen im Brustkorb durchgemacht haben (wie Mediastinitis, Pleuritis, Drüsenentzündungen, Lungentuberkulose); ferner bei sonstigen chronischen indurativen Prozessen der Lungen (Steinhauerlunge), wenn leichte Beschwerden beim Schlucken, Druck hinter dem Sternum, Brennen beim Genuß etwas heißer oder kalter Speisen und Getränke, und zwar stets an derselben Stelle auftreten, die viele Jahre lang andauern.

Die Diagnose kann wie oben ausgeführt durch die Ergebnisse der Untersuchung mit der Divertikelsonde, mit Hilfe der Ösophagoskopie und Röntgenstrahlen gesichert werden.

Die Diagnose einer Perforation nach innen wird im allgemeinen schwer festzustellen sein. Hohes Fieber kann daran denken lassen, und im Röntgenbild ist vielleicht auch ein Abszeß festzustellen.

Therapie

Eine Therapie der Traktionsdivertikel wurde bis vor kurzer Zeit auch in den Handbüchern nicht erörtert; man hielt eine solche für aussichtslos.

Der Vorschlag, die Divertikel durch Adstringentien zu veröden, ist natürlich illusorisch. Nachdem wir aber in der Diagnose derselben doch große Fortschritte gemacht haben und mit unseren diagnostischen Hilfsmitteln die Lage, die Umgebung des Eingangs, die Schwelle und die Verlaufsrichtung ziemlich genau feststellen können, schien es doch an der Zeit, auch eine Therapie auszubauen.

Wir konnten nicht hoffen, daß es möglich sein würde, Divertikel restlos zum Verschwinden zu bringen, wohl aber eine Vergrößerung zu verhindern, ins Lumen vorragende Schwellen zu beseitigen, um damit ein Haftenbleiben von Speisen im Divertikel zu erschweren.

Vor allem muß die Diät so gewählt werden, daß darin keine harten Bestandteile, Fruchtkerne u. ä. enthalten sind. So sind z. B. Johannisbeeren zu verbieten. Die Bissen müssen klein gekaut und gut eingespeichelt sein.

Es ist zweckmäßig, nach jedem Bissen einen Schluck Flüssigkeit zu trinken, jedenfalls aber nach jeder Mahlzeit, um etwa im Divertikel haftende Speiseteile hinunter zu spülen.

Bleibt trotzdem ein Druckgefühl, oder sehen wir im Ösophagoskop trotz Nachtrinken noch Speisereste, was besonders bei abwärts gerichteten Divertikeln nicht ungewöhnlich ist, dann erweisen sich Spülungen der Speiseröhre als zweckmäßig. Ich verwende dazu mitteldicke Schläuche von 4 cm Umfang, die in der ganzen Zirkumferenz bis zu etwa 24 cm vom distalen Ende an kleine Öffnungen haben, unten aber geschlossen sind. Der Schlauch wird bis zur Kardia eingeführt und unter Druck mittels einer Spritze die ganze Zirkumferenz bespült.

Auf diese Weise werden die Divertikel rein gewaschen. Diese Spülungen, die die Kranken selbst leicht lernen, werden nach jedem Essen vorgenommen. Sie rufen meist große Erleichterung hervor, das Druckgefühl schwindet, ebenso ein eventueller foetor ex ore. Nun haben wir gesehen, daß bei horizontal verlaufenden oder nach abwärts gerichteten Divertikeln die untere Umrandung als Schwelle etwas ins Ösophaguslumen hereinreicht und dieses verengt. Wir stellen die Diagnose mit Hilfe der Divertikelsonde, die an dieser Stelle ein Hindernis findet. Diese Schwelle muß verdrängt, d. h. das Lumen der Speiseröhre erweitert werden. Zu diesem Zweck dilatieren wir mit Hilfe des Kardiadilatators.

Auch narbige Verengungen im Divertikelgebiet, die wir im Ösophagoskop feststellen, müssen auf diese Weise geweitet werden, jedenfalls so oft, bis der maximalen Spreizung keinerlei Widerstand mehr entgegengesetzt wird.

Und endlich habe ich Spasmen sowohl im Divertikelgebiet wie in der Kardiagegend erwähnt. Von manchen Autoren werden sie als Ursache der Divertikel angesehen. Aus der wechselbaren Sondierung mit dicken Schläuchen erkennen wir ihren Charakter. Auch bei ihnen kommen wir nur mit dem Dilatator zum Ziel.

Durch solche Maßnahmen gelang es mir schwerste Divertikelsymptome auf ein Minimum zu reduzieren, ja selbst vollkommene Symptomlosigkeit zu erzielen. Die Divertikel wurden latent.

β) Zenkersches Pulsionsdivertikel

Nach ZENKERS Definition handelt es sich wie erwähnt um blinde Anhänge an der Grenze von Pharynx und Ösophagus (pharyngo-ösophageale), die auf mechanischem Wege durch Innendruck entstanden sind. Ich habe in meiner Monographie ,,Die Divertikel der Speiseröhre 1900", diese Divertikel ,,ZENKERsche" genannt, eine Bezeichnung, die in der Literatur allgemein Eingang gefunden hat.

Genese und Ätiologie

Schon bald nach Erscheinen der ZENKERschen Arbeit erhob sich ein heftiger Widerspruch gegen die Annahme einer erworbenen Entstehung der Divertikel zugunsten einer angeborenen Anlage. So wurden sie auf eine kongenitale Hemmungsbildung bei Differenzierung von Ösophagus und Respirationsorganen zurückgeführt.

KÖNIG als Vorkämpfer dieser Theorie denkt dabei an die Mißbildungen, die bei dieser Differenzierung beobachtet werden, und die er als Vorstufen für die Entstehung von Divertikeln ansieht. In Wirklichkeit handelt es sich aber dabei um blind endigende Abschnitte der Speiseröhre selbst.

Auch die Bildungsanomalie im Bereich der Kiemenfurchen kann hier nicht in Betracht kommen. Die Kiementaschen und Kiemenfisteln, welche zu Sackbildungen Anlaß geben können, gehen ja viel höher vom Pharynx und selbst vom Sinus pyriformis aus, niemals aber vom Übergang vom Pharynx in den Ösophagus.

Aus dem gleichen Grunde ist auch die atavistische Theorie ALBRECHTS abzulehnen, nach der die ZENKERschen Divertikel mit den Rachentaschen, wie sie bei Säugetieren vorkommen, identifiziert werden. Die Rachentaschen nehmen ihren Ursprung hoch oben in Höhe des Aditus laryngis; sie haben mit unseren Divertikeln nichts zu tun.

In dem Streit ob angeboren oder erworben rückte die Frage in den Vordergrund, ob sich in der Sackwandung eine Muskelschicht findet oder nicht.

Erstere sollte auf kongenitale Anlage hinweisen, während das Fehlen einer Muskulatur für erworbenen Ursprung spreche.

Ich habe in meiner Monographie die gesamte in- und ausländische Literatur kristisch gesichtet. Dabei ergab sich, daß es Fälle mit und ohne Muskulatur gibt.

Nur bei ganz beginnendem Divertikel umhüllte aber die Muskulatur lückenlos das ganze Säckchen, meist umfaßte sie nur den Hals und verlor sich nach dem Fundus. Über die Bedeutung der Muskulatur spreche ich weiter unten.

Gegen eine kongenitale Anlage sprach auch das Auftreten im späteren Lebensalter. Zwar wurden auch einige Fälle im frühesten Kindesalter beschrieben und seit Jahren durch die Literatur hindurchgeschleppt; ich konnte sie aber ausnahmslos als nicht in das Gebiet der ZENKERschen Divertikel fallend ausschalten.

Sprach somit nichts für eine kongenitale Anlage, so sollen auch **positive Anhaltspunkte** hervorgehoben werden, welche zugunsten der **erworbenen Ätiologie** zu werten sind.

Hier ist zunächst auf das **Alter** hinzuweisen, in dem die Divertikel auftreten oder Erscheinungen machen. Nun sind aber die ZENKERschen Divertikel eine ausgesprochene Krankheit des **höheren Alters**. In weitaus der Mehrzahl aller Fälle beginnen Divertikelsymptome nach dem 50. Lebensjahr, zum Teil erst im 6. und 7. Jahrzehnt. Und wenn auch die Entwicklung des Leidens viele Jahre dauern kann, so ist mir doch kein Fall bekannt, in dem die Frühsymptome ins Kindesalter zurückreichen.

Auch die ungleiche Verteilung des **Geschlechtes** spricht für erworbene Entstehung. Es erkrankten dreimal mehr Männer als Frauen an diesem Leiden.

Wir haben aber auch ganz bestimmte Anhaltspunkte dafür, warum die Divertikel gerade stets an derselben Stelle sich befinden und wie ihre mechanische Entstehung zu erklären ist.

Folgende vier Momente kommen meiner Ansicht nach als Ursache für die **Entstehung** und Lokalisierung der Divertikel an **ein und derselben Stelle** in Betracht.

1. Die physiologische Enge

Am Ösophaguseingang, dem Ösophagusmund, befindet sich bekanntlich eine der physiologischen Engen. Die Ausdehnungsfähigkeit erreicht hier einen Durchmesser von 18 mm, während sie in der Mitte 35 mm und im unteren Abschnitt 22 bis 23 mm beträgt.

Wird nun ein zu großer Bissen geschluckt oder tritt im Schluckakt irgendeine Störung ein, so ist diese Stelle für das Steckenbleiben eines Bissens schon anatomisch prädisponiert. Dazu gesellt sich an dieser Stelle eine große Bereitschaft zu funktionellem Verschluß. Gewissermaßen als Abwehrreflex bei zu großen oder ihrer Zusammensetzung nach ungünstig gearteten Bissen kommt es hier leicht zu **Spasmen**.

Gerade hier gelangen aber die Bissen unter einem gewissen Druck an. Der Schlundkopf zieht sich ja nicht gradweise zusammen, sondern er preßt unter Druck den Inhalt nach unten. Kommt es aber in der physiologischen Enge, zumal wenn sich ein Spasmus dazugesellt, zu einem Stopp, dann wirkt sich der Druck auf die Wände oberhalb der Enge aus.

2. Das LAIMERsche Dreieck

LAIMER hat darauf aufmerksam gemacht, daß das oberste Ende des Ösophagus an der hinteren Wand der äußeren Langmuskelschicht entbehrt. Der Ösophagus besitzt eine innere Ring- und äußere Längsmuskulatur.

Während die Ringmuskulatur von der Kardia bis zum Hypopharynx reicht, weichen die Längsmuskelfasern im oberen Abschnitt auseinander, so daß ein dreieckiger Raum mit der Spitze nach unten nur Ringmuskulatur besitzt. Die Höhe dieses Dreiecks beträgt etwa 2 cm. Das ist nun aber gerade die Stelle, die beim Schluckakt den größten Druck auszuhalten hat.

In manchen Fällen wurde an dieser Stelle, gewissermaßen um sie zu festigen, Muskelfasern vom Pharyngeus inferior angetroffen, welche den Defekt an Längsmuskulatur deckten. Das LAIMERsche Dreieck liegt dem Ringknorpel gegenüber, also an der Stelle, von der die ZENKERschen Divertikel ausgehen.

Sonach ist anzunehmen, daß das LAIMERsche Dreieck von entscheidender Bedeutung für die Entstehung und Lokalisation der Divertikel ist.

3. Stenosen, funktioneller oder organischer Natur im oberen Ösophagusabschnitt

Die physiologische Enge habe ich erwähnt und ebenso die Neigung zu Spasmen an dieser Stelle. In der Tat finden wir in der Literatur Fälle, in denen Ösophagusspasmen für die Entstehung der Divertikel eine wesentliche Rolle spielen. Viel häufiger aber wurden organische Stenosen festgestellt, vor allem Ätzstrikturen.

Ich habe folgenden Fall in Behandlung gehabt.

25jähriger Friseur trank 1893 aus Lebensüberdruß 50 g rohe Salzsäure. Erbrechen großer Mengen Blut, Pneumonie, Pleuritis, blutiger Darmkatarrh. Tagelang absolute Stenose. Januar 1895 Ösophagotomie. Dann $1^{1}/_{2}$ Jahre Sondierung. Nun stellten sich Symptome ein, die mit Sicherheit für ein Divertikel sprachen. 1900 Operation. In Höhe des Ringknorpels fand sich eine den Eingang in die Speiseröhre stark verengernde Narbe. Der Eingang in die Speiseröhre war punktförmig verengt. Oberhalb der Narbe befand sich der Abgang des Divertikels. Der Operateur, Prof. CZERNY, stellte eine außerordentliche Ausdehnungsfähigkeit des Sackes fest; während im leeren Zustand ein kleines Säckchen war, schätzte er dasselbe in gefülltem Zustande auf Hühnereigröße. Operation nach GIRARD (Invagination).

Eine große Rolle unter den Stenosen spielen Strumen, die den obersten Speiseröhrenabschnitt komprimieren. Ich verweise auf meinen ersten Speiseröhrenfall (1898), in dem eine kindskopfgroße, verknöcherte, substernale Struma die Speiseröhre komprimierte (s. Abb. 25).

Endlich wurden Fälle beschrieben, in denen durch entzündete Drüsen, bald durch Verziehungen, bald durch Kompression der oberen Speiseröhre Stenosen zustande kamen, die Anlaß zur Entstehung von Divertikeln gaben.

4. Verknöcherung des Kehlkopfes

Es fiel schon immer auf, daß die Divertikel so spät in Erscheinung treten, in der Mehrzahl der Fälle im 6. Jahrzehnt. Schon ZENKER hat darauf aufmerksam gemacht und als Ursache die Verknöcherung des Kehlkopfes angenommen. Nach HENLE tritt dieselbe beim Mann zwischen dem

40. und 50. Jahr auf, beim Weib viel später und seltener. So lange der Kehlkopf weich und elastisch ist, kann er einem vermehrten Innendruck nach allen Seiten nachgeben, ist er aber hart und unnachgiebig geworden, dann kann sich der Ösophagus nur nach hinten oder seitlich ausweiten.

Mit der späteren Verknöcherung bei der Frau ist aber auch das seltenere Vorkommen von Divertikeln bei der Frau erklärt.

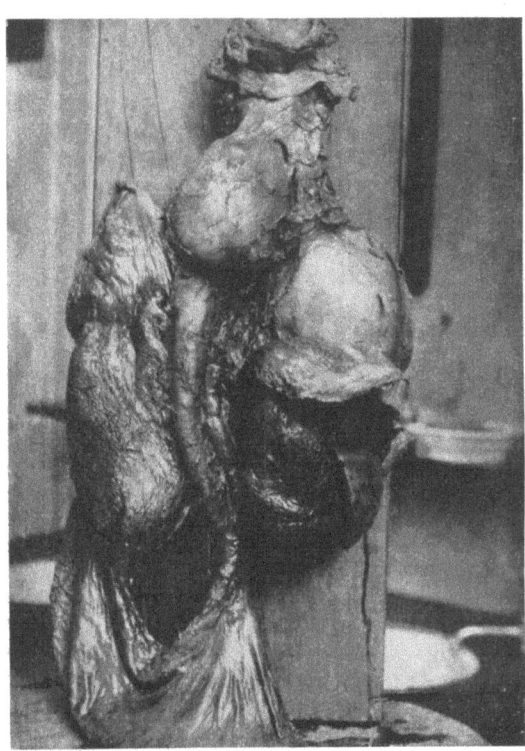

Abb. 25. Mein erster Speiseröhrenfall. Faustgroßes ZENKERsches Divertikel, hervorgerufen durch kindskopfgroße verknöcherte Struma.

Die genannten zur Entstehung von Divertikeln disponierenden Momente erleichtern aber auch das Steckenbleiben von Fremdkörpern, und so spielt das Trauma in der Ätiologie der Divertikel eine gewisse Rolle. Es blieben Kirschkerne, Fischgräten, Pfefferkörner, Geldstücke u. a. am Ösophaguseingang stecken, die verschieden lang daselbst verweilten. Teils unmittelbar, teils nach längerer Zeit stellten sich die ersten Divertikelsymptome ein, so daß anzunehmen ist, daß diese Fremdkörper die Wandung an umschriebener Stelle ausdehnten oder eine Schädigung der Muskulatur verursachten und so ein Durchschlüpfen der Schleimhaut ermöglichten.

Endlich sei erwähnt, daß sich in einigen Fällen die ersten Symptome nach Verbrennung im Schlund mit heißen Bissen oder heißer Suppe einstellten.

Fasse ich zusammen, so hoffe ich, dargetan zu haben, daß ebenso wie kein zwingender Grund für eine kongenitale Anlage der Divertikel spricht, auch kein Anhaltspunkt aufzufinden ist, welcher der Annahme eines erworbenen Leidens widerspricht.

Eine Reihe von anatomischen wie physiologischen klinischen und besonders anamnestischen Tatsachen lassen es uns zur Gewißheit werden, daß die ZENKERschen Divertikel auf mechanischem Wege entstehen.

Der Entstehungsmodus ist kurz gesagt folgender: Der kindliche Schlund eignet sich nicht zur Divertikelbildung. Die Disposition wächst mit dem Alter, besonders in der Zeit, in der sich der Kehlkopf zu verknöchern beginnt, zuerst beim Mann, erst später bei der Frau. Sie ist aber in jedem Alter vorhanden, wenn zur physiologischen Enge noch ein Schlinghindernis im obersten Ösophagusabschnitt kommt. Ein solches kann in einer hochsitzenden Verätzungsstriktur, in Kompression durch eine Struma oder hochsitzende Drüsen oder auch durch Ösophagusspasmus in Höhe des Ösophagusmundes bestehen. Über der Stenose stauen sich große Bissen, auch bleiben hier Fremdkörper stecken. Die Folge kann eine Verletzung der Muskulatur sein. Es entsteht eine Lücke in den Fasern derselben, durch welche bei stets wiederholtem Andrängen der Bissen die Schleimhaut hindurchdringt. So entsteht eine Schleimhauthernie, die allmählich immer größer wird; sie hat einen engen Hals und nimmt die Form eines Champignon oder einer Birne an. Sie entbehrt der Muskulatur. In späteren Stadien kann die Mündung sich vergrößern, dann werden am Hals auch Muskelfasern angetroffen, die denselben ringförmig umfassen. Der Divertikelsack verläuft mit seinem Wachstum parallel der Achse des Ösophagus (s. Abb. 26).

In weitaus der Mehrzahl aller Fälle schließen sich Divertikelsymptome nicht an ein Trauma an. Ganz allmählich weicht die Wandung der Speiseröhre gegenüber dem Ringknorpel nach hinten oder seitlich aus. Dort befindet sich das LAIMERsche Dreieck, die muskelschwache Stelle, welche einem kontinuierlichen Innendruck nachgibt, besonders wenn ein starrer Kehlkopf eine gleichmäßige Ausweitung der Speiseröhre nicht mehr gestattet. Unterstützend kann dabei zu hastiges Essen, ungenügendes Kauen (schlechtes Gebiß), ja auch zu enge Kragen mitwirken.

Es mag Jahre dauern, bis aus der zunächst nur seichten Ausbuchtung eine Grube und die Andeutung eines Sackes resultiert, denn die (wenn auch dünne) Muskulatur (LAIMERsches Dreieck) mag dem Andrängen noch lange einen Halt geben. Schließlich aber verliert dieselbe unter dem stets wiederkehrenden Druck ihre Widerstandskraft, sie wird immer mehr ausgedehnt, ihre Fasern werden auseinandergedrängt und sind nun nicht mehr imstande, das Wachstum aufzuhalten. Die Tasche wächst allmählich zu einem großen Sack aus, dessen Mündung weit, so weit wie der untere Pharynx ist, dessen direkte Fortsetzung er bildet (s. Abb. 27).

Die Wandung besteht aus Schleimhaut und Muskulatur. Kleine Säcke kann letztere lückenlos umkleiden, mit dem Wachstum derselben beschränkt sie sich auf den Hals, nach dem Fundus zu wird sie immer spärlicher und verliert sich in einzelnen Fasern. Es ist kein Fall von größerem Divertikel beschrieben, in dem auch der Fundus mit Muskulatur umkleidet war.

Anatomie

Es ist auffallend, daß nur verhältnismäßig wenige Divertikel anatomisch genau untersucht sind. Zum Teil mag es damit zusammenhängen, daß bei der Seltenheit derselben die meisten in pathologisch-anatomischen

Instituten zu Lehrzwecken aufbewahrt und deshalb möglichst unversehrt erhalten bleiben. So kommt es, daß viele Präparate nur makroskopisch beurteilt werden, wobei aber besonders hinsichtlich der Muskulatur große Täuschungen unterliefen. Der Sitz ist, wie erwähnt, stets konstant an der Grenze von Pharynx und Ösophagus. Nun kommen aber zahlreiche Varietäten in der Rachenmuskulatur vor, indem der untere Schlundschnürer bald mehr, bald weniger auf den Ösophagus herunterreicht, um das LAIMERsche Dreieck zu verstärken. In manchen Fällen aber schließt der Muskel unten nicht einmal durch quere Fasern ab, d. h. nicht in einer Ebene mit dem unteren Rand des Ringknorpels, sondern die untersten Fasern laufen von vorne seitlich nach hinten oben, so daß nicht nur unter der Ringknorpelebene, sondern auch über derselben eine dreieckige schwache Muskelstelle sich befindet und im ganzen somit eine rautenförmige Partie der hinteren unteren Pharynxwand schwächer bleiben kann, als die ganze übrige Pharynx- und Ösophaguswand.

Von irgendeinem Punkt dieser muskelschwachen Wandstelle nimmt das Divertikel seinen Ursprung, und die Öffnung kann bald in der Mitte, bald etwas rechts oder links, bald höher, bald tiefer liegen. In einem meiner Fälle saß die Mündung ins Divertikel 1 cm oberhalb des oberen Randes des Ringknorpels, in einem Fall von OVERKAMP 1 cm unter dem unteren Rand desselben.

Meist ist aber später nicht mehr nachzuweisen, von welchem Punkt das Divertikel ausging, denn bis wir die Divertikel zur Beobachtung bekommen, ist die Öffnung so ausgedehnt, daß ihre ursprüngliche Lage nicht mehr nachzuweisen ist.

Jedenfalls ist aber häufig die ursprüngliche Ausstülpung nicht klein und scharf umschrieben gewesen, sondern es handelte sich von vornherein um eine gleichmäßige Vorwölbung der ganzen hinteren Pharynxwand.

Von den beiden Seiten wird die linke bevorzugt, ja KOCHER war der Ansicht, daß die meisten Divertikel links von der Mittellinie abgehen.

Größe und Gestalt schwanken in vielen Varietäten. Die ersten Anfänge werden wohl, da sie keine größeren Beschwerden verursachen, bei der Sektion meist übersehen; ZENKER fand ein Divertikel, das noch in einer ,,leichten Ausstülpung" bestand und eines von Erbsengröße. Meist sind die beschriebenen Divertikel aber viel größer, Kirsch- Apfel- selbst mannsfaustgroß. Infolge eines sehr reichen elastischen Gewebes sind sie sehr dehnbar. Durch Zug oder in gefülltem Zustand erreichen sie dreifache Größe. Dementsprechend wechselt auch das Volumen. Es sind Divertikel beschrieben, die über $\frac{1}{2}$ l faßten.

Die Gestalt ist großen Variationen unterworfen. Ich habe schon die beiden wesentlichsten Gestalten skizziert, die hernieartigen blasenförmigen Ausstülpungen und die sackförmigen Divertikel.

Erstere besitzen eine kleine erbsen-kirschkerngroße Öffnung, sie haben einen kurzen, engen Hals, der zunächst senkrecht zur Achse des Ösophagus steht; die sackartigen Divertikel sind große blindsackartige Anhänge des Pharynx, ihre Mündung umfaßt die ganze Zirkumferenz, ein Hals ist meist nicht vorhanden, der Eingang ist so weit wie der Pharynx (s. Abb. 27).

Zwischen den beiden Haupttypen gibt es manche Zwischenstufen, insbesondere werden die Hernien durch längeres Wachstum den Sackformen immer ähnlicher. Die enge Öffnung der ersteren erweitert sich allmählich

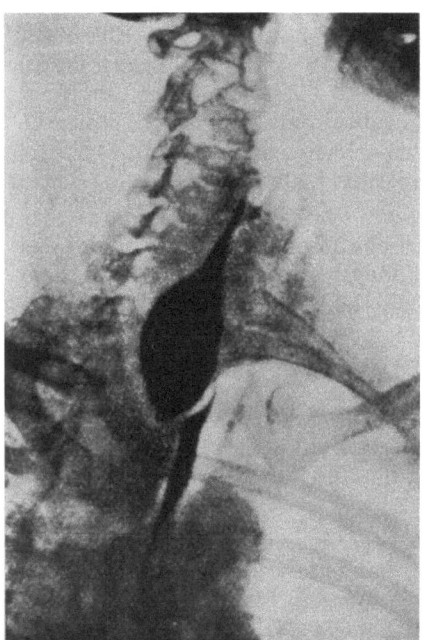

Abb. 26. ZENKERsches Divertikel. Hernienform.

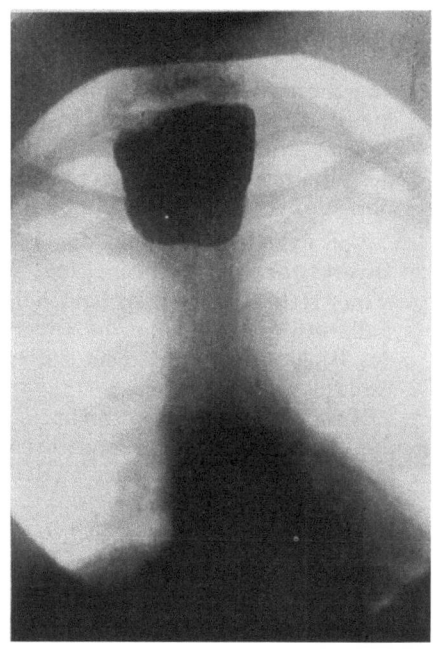

Abb. 27. ZENKERsches Divertikel. Direkte Fortsetzung des Pharynx. Sackform.

dadurch, daß von der Pharynxwand aus die Umgebung der Mündung immer mehr in den Bereich des Divertikels hereingezogen wird.

Größere Divertikel haben zwischen Ösophagus und Wirbelsäule keinen Raum mehr; sie weichen nach der Seite aus, meist nach links, in seltenen Fällen erscheinen sie rechts und links in der Oberschlüsselbeingrube. Nach unten dehnen sie sich bis in den Brustraum aus, in keinem Falle wurde jedoch die Bifurkation überschritten.

Die Eingangsöffnung in den Ösophagus ist bald weit und kann die direkte Fortsetzung des Pharynx bilden; bei vorgeschrittenen Säcken kommt sie an die Vorderwand derselben zu liegen, so daß eine gerade Sonde stets in das Divertikel fällt.

Liegt der Eingang, die Schwelle, vom Divertikel in den Ösophagus zunächst in Höhe des Ringknorpels, so wird diese mit dem Wachstum des

Divertikels immer mehr, (bis 2 und 3 cm und mehr) nach unten gezogen; dadurch wird aus einer kreisrunden oder ovalen Öffnung ein enger Schlitz, der die Entleerung aus dem Divertikel äußerst erschwert und selbst unmöglich macht (s. Abb. 28 und 29).

Die Wandung der Divertikel ist großen Schwankungen unterworfen sowohl hinsichtlich ihrer Mächtigkeit wie ihrer Zusammensetzung. Meist ist sie ganz erheblich verdickt, bis zu $\frac{1}{2}$ cm und mehr und übertrifft damit

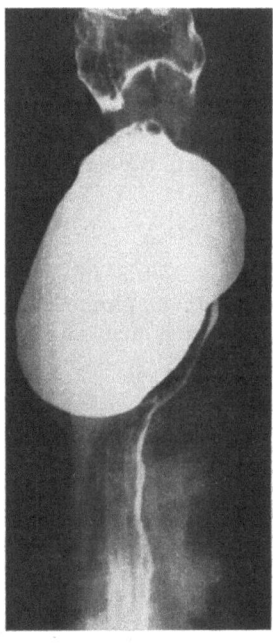

Abb. 28. ZENKERsches Pulsionsdivertikel. Schwelle tief gerückt. Ösophagus hochgradig stenosiert.

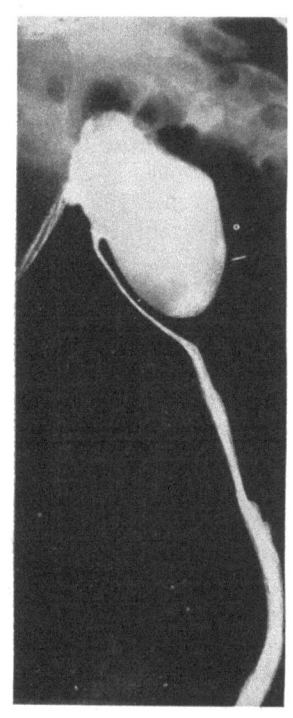

Abb. 29. Großes ZENKERsches Divertikel. Seitliche Aufnahme. Ösophagus stenosiert.

die Stärke der muskelreichen Ösophaguswand. An dieser Verdickung beteiligt sich in erster Linie eine äußere, mächtige, gefäßreiche Bindegewebshülle und eine papillär gewucherte Schleimhaut. Allerdings kann sie in seltenen Fällen auch außerordentlich schwach, papierdünn sein. Es kommt auch vor, daß der obere, der Halsteil, dick-, der untere Fundusteil aber dünnwandig ist.

Die Schleimhaut ist meist mächtiger als normal und bekommt durch stark entwickelte warzenartige Papillen ein rauhes, unebenes Aussehen. Sie ist mit geschichtetem, oft verdicktem Pflasterepithel ausgestattet.

Ferner wurden Leukozyteninfiltrate, Herde einkerniger Lymphkörperchen nachgewiesen. Gelegentlich wurden auch spärliche Befunde an Schleimdrüsen festgestellt; die Schleimhaut zeigte öfters Ulzerationen.

Die Frage der Muskulatur ist schon genügend besprochen. Kurz zusammengefaßt: Es gibt Divertikel, die jeder Muskulatur entbehren (Hernien). Es gibt aber auch Fälle, in denen das ganze Divertikel mit Muskulatur ausgestattet ist. Meist umfaßt die Muskulatur den ganzen Hals; sie entstammt in der Hauptsache der Muskulatur des oberen Speiseröhrenabschnittes, in seltenen Fällen den oberen und unteren Muskelzügen des Constrictor pharyngis inferior. Vom Hals an wird die Muskulatur zum Fundus hin immer spärlicher. Im Fundus findet sich bei größeren Divertikeln keine Muskulatur.

Die das Divertikel umgebenden Organe werden oft in Mitleidenschaft gezogen. Der Ösophagus ist bei großen Divertikeln nach vorne gedrängt, abgeplattet und bei gefülltem Divertikel zusammengepreßt. Auch die Trachea wurde plattgedrückt, ja sogar die oberen Wirbel wurden seitlich abgeflacht befunden.

Symptomatologie

Wir können die Symptome trennen in solche, welche im Vorstadium d. h. während der ersten Anfänge bis zur Ausbildung einer Schwelle zur Beobachtung kommen, und solche, welche durch den ausgebildeten Divertikelsack hervorgerufen werden.

Prodromalsymptome. In weitaus der Mehrzahl aller Fälle wird der Zusammenhang mit dem späteren Leiden nicht erkannt, es wird nicht einmal an einen solchen gedacht.

Die Beschwerden bestehen in Trockenheit und Kratzen im Hals, in Räuspern, Hustenreiz, Würgen und Brechreiz, vor allem auch in Salivation und Expektoration von graugefärbtem Schleim. Der Kehlkopfspezialist wird aufgesucht, der einen Katarrh annimmt, entsprechend behandelt, — ohne Erfolg.

Diese Symptome werden hervorgerufen dadurch, daß an der Stelle des späteren Divertikels nur eine seichte Bucht, Grube oder Falte besteht, in der zwar noch kein Bissen eingeklemmt werden kann, die aber doch zum Verweilen von geringen Speiseteilchen geeignet ist. Durch den langen Aufenthalt tritt Zersetzung und Fäulnis der Speisen ein. Diese rufen einen Reiz und somit Entzündungserscheinungen in der Pharynx- und Ösophagusschleimhaut hervor.

Jahrelang zieht sich dieser Zustand hin. Der Kranke sucht einen Arzt nach dem andern auf, die Ursache wird nicht gefunden. Allmählich stellt sich ein Gefühl von Druck beim Essen ein, das sich langsam steigert und in Fremdkörpergefühl übergeht. Das sind bereits die ersten Zeichen einer deutlichen Ausbuchtung nach hinten. Immerhin bleiben aber noch keine Bissen stecken. Erst wenn sich bereits eine Schwelle gebildet hat, gehen diese Prodromalerscheinungen nach 8, 10 und 12 Jahren in mehr oder weniger deutliche Divertikelsymptome über.

In Fällen, in denen durch ein akutes Trauma das Divertikel hervorgerufen wird, können diese Prodromalerscheinungen fehlen. Es treten dann rasch die Symptome des ausgebildeten Divertikels auf.

Besonders charakteristisch ist die Art und Weise, in welcher die Kranken essen. Mitunter bleiben die ersten Bissen im Divertikel stecken. Ist dasselbe angefüllt, so gelangt die übrige Mahlzeit glatt in die Speiseröhre. In anderen Fällen bestehen die Schlingstörungen während des ganzen Essens. Die Bissen werden lang gekaut und eingespeichelt und können nur in ganz kleinen Portionen geschluckt werden. Dabei machen die Kranken alle möglichen Manipulationen, um die Bissen hinunter zu bekommen. Sie recken sich, beugen den Kopf zurück oder nach vorne, neigen sich auf die Seite, drücken am Hals seitlich oder vorne auf den Kehlkopf. Trotzdem bleibt vieles stecken und kehrt nun in den Mund zurück. Regurgitation erfolgt bald während jeder Mahlzeit mehrmals. Einer meiner Patientinnen stiegen alle paar Minuten den ganzen Tag über kleine Mengen mit Speichel vermengter Speisereste hoch.

Das Regurgitierte besteht nicht nur aus den eben genossenen Speisen, sondern es befinden sich darin neben reichlichen Schleimmassen Speisereste früherer Mahlzeiten, die in Zersetzung übergegangen sind und üblen Geruch verbreiten.

Die Regurgitation ist oft ganz mühelos, wie das Ausschütten beim Säugling, oft aber ist es mit heftigem Schmerz verbunden. Bei manchen kehrt das Genossene zu bestimmten Zeiten nach dem Essen wieder, bei anderen ganz regellos, so daß der Kranke nie vor einer plötzlichen Entleerung ganz sicher sein kann. Sehr peinlich war das bei jenem Pfarrer, dem sich gelegentlich von der Kanzel herab ein Schluck entleerte.

Das Regurgitieren beruht wohl häufig auf dem großen Reichtum der Wandung an elastischen Fasern. Irgend ein Reiz, Zug oder Druck mag genügen, um eine Kontraktion herbeizuführen. Die Muskulatur hat sicher nichts damit zu tun, denn das Regurgitieren erfolgt auch bei völlig muskelfreier Wandung.

Das Regurgitierte ist häufig sauer, enthält keine Salzsäure, gelegentlich Milchsäure.

Im Verlauf dieser Reizsymptome stellen sich allmählich ganz leichte Stenoseerscheinungen ein, nicht als ob bereits die Bissen stecken bleiben, sondern erst mehr das Gefühl oder auch nur die Angst, als würde etwas hängen bleiben, wodurch die Leute an vorsichtiges Schlucken gewöhnt werden.

Mit Vertiefung der Grube wird der angedrängte Bissen diese Stelle schon nicht mehr glatt passieren können; es wird etwas mehr Kraft zur Überwindung nötig sein, und so kommen leichte dysphagische Erscheinungen zustande, die denjenigen einer Stenose gleichen.

Symptome des Divertikelsackes

Hat sich eine Schwelle gebildet, dann treten bald die Symptome des ausgebildeten Divertikels auf, unter ihnen vor allem Stenoseerscheinungen. Anfangs bestehen sie nur in Druckgefühl während des Essens, besonders beim Schlucken von festen Bissen. Dieselben müssen kleiner bleiben als bisher, sonst rufen sie Schmerz hervor, und erfordern zu ihrer Beförderung große Anstrengung. Gelegentlich bleibt auch ein harter Bissen stecken und wird unter Würgen wieder nach oben oder durch mehrfache energische Schluckbewegungen nach unten gedrängt. Dieses Steckenbleiben einzelner Bissen wiederholt sich erst in großen Zwischenräumen, später häufiger, schließlich alle Tage, bei jedem Essen. Während anfangs nur große und harte Bissen haften bleiben, ereignet sich dasselbe auch bei weichen und kleinen, während anfangs nur trockene Bissen schlecht passieren, bestehen nunmehr dieselben Schwierigkeiten bei Halbflüssigem, Breiigem und selbst bei Flüssigkeiten.

Ein kurzes Wort zur Entstehung der Stenoseerscheinungen. Durch das Divertikel wird die direkte Fortsetzung des Pharynx in die Speiseröhre unterbrochen. Das Lumen des Ösophagus ist aus der Richtung des Speiseweges gedrängt, so daß die Speisen anstatt in den Ösophagus in das Divertikel geraten.

So erklärt sich auch die öfters gemachte Beobachtung, daß die ersten Bissen einer Mahlzeit den Magen nicht erreichen, während die folgenden ohne Störung geschluckt werden.

Ist der Sack erheblich angewachsen, so kann durch denselben in doppelter Weise eine Stenose erzeugt werden. Durch das Gewicht wird die Schwelle so nach unten gezerrt, daß die ursprüngliche runde Öffnung in den Ösophagus in die Länge gezogen, angespannt und schlitzartig so verengt wird, daß überhaupt kein Lumen mehr nachzuweisen ist. Hat sich der Divertikelsack entleert, so wird der Eingang wieder frei und die Nahrungsaufnahme für die ersten Bissen wieder möglich.

Von den Kranken wird das Hindernis häufig in Höhe des Fundus empfunden; sie haben aber dann bei langjährigem Bestehen das deutliche Gefühl, daß dasselbe allmählich tiefer rückt (Wanderung des Hindernisses). Ferner übt auch ein großes gefülltes Divertikel einen Druck auf die Speiseröhre aus und erzeugt das Symptom der Stenose. Endlich soll noch die Inaktivitätsstenose erwähnt werden, die in einer Schrumpfung des ganzen Ösophagus infolge langer Außerdienststellung der Muskulatur besteht. In meinem Falle Abb. 25 war die Speiseröhre kaum mehr für Flüssigkeit durchgängig, ebenso in den Fällen Abb. 28 und 29.

An die organischen Stenosen des Ösophagus durch Narben, Kompression und Verziehung sei in diesem Zusammenhang erinnert. Große Divertikel verursachen Druckgefühl im Hals, rufen Kongestionen durch Druck auf benachbarte Gefäße hervor. Nicht selten wird anhaltende Heiserkeit durch Druck auf den Rekurrens beobachtet, ferner der HORNERsche Komplex

(Ptosis, Myosis, Enophthalmus), da auch der Sympathikus in Mitleidenschaft gezogen wird.

Ein sehr charakteristisches Symptom ist die Halsgeschwulst. Es handelt sich um eine Vorwölbung am Halse, welche je nach dem Füllungszustand des Divertikels wächst und abnimmt; in 35% aller Fälle wird sie beobachtet.

Während in leerem Zustand des Divertikels der Hals ganz normales Aussehen hat, tritt während des Essens ein Tumor vor dem Sternokleidomastoideus auf, der sich weich anfühlt und der nach spontaner Entleerung oder auf Druck vollständig verschwindet. Perkutorisch gibt er eine Dämpfung oder auch tympantischen Schall, je nach dem Inhalt und Füllungszustand. Beim Betasten hört man glucksende Geräusche. Die Entstehung der Geschwulst hängt zum Teil von der Lage des Divertikels ab. Sie wird am deutlichsten, wenn der Sack seitlich liegt. Befindet er sich zwischen Wirbelsäule und Ösophagus, dann ist nur eine Vergrößerung des Halsumfanges nachzuweisen. Die sichtbare Geschwulst kann nach Jahren wieder verschwinden, wenn der Divertikelsack in den Thorax heruntergerückt ist. Bevorzugt ist vor allem die linke Seite, ganz selten wurde beiderseits eine Halsgeschwulst beobachtet.

Ein nicht minder drastisches Symptom sind die Halsgeräusche. Es sind beim Essen und in der Ruhe auftretende Geräusche von glucksendem, glutterndem, gurgelndem Charakter, die auf Entfernung gehört werden können. Sie entstehen dadurch, daß in dem mit Luft und Flüssigkeit angefüllten Divertikel eine Bewegung eintritt, ähnlich wie bei den Plätschergeräuschen des Magens. Meist treten die Geräusche beim Essen auf und wirken dabei für die Kranken und für die an der Mahlzeit Beteiligten recht störend. Die Kranken vermeiden es deshalb möglichst in Gegenwart anderer ihre Mahlzeiten einzunehmen. Mit Humor ertrug jener Pastor sein Leiden, indem er zu sagen pflegte ,,Mei Gurgele hat wieder g'lacht''.

Häufig hört man die Geräusche nur bei Lagewechsel, beim Aufrichten oder Hinlegen. Manche können es selbst erzeugen durch Druck auf die Trachea, auf die Halsgeschwulst, das Iugulum.

Eines der häufigsten und für den Kranken, mehr aber noch für dessen Umgebung lästiges Symptom ist der Foetor ex ore. Er erhöht das familiäre und soziale Elend dieser Bedauernswerten erheblich. Der Kranke verbreitet überall einen pestilenten Geruch am Tisch. im Zimmer, in der Gesellschaft; er kann mit niemanden mehr reden, denn jeder vermeidet es, von ihm angehaucht zu werden.

Die Ursache liegt in der Stagnierung und Zersetzung des Divertikelinhaltes vor allem in den Fällen, in denen sich das Divertikel nie ganz entleert.

Von indirekten Symptomen sind vor allem Druckwirkungen auf die Nachbarschaft anzuführen. Mehrfach ist erwähnt, daß durch Druck auf die Trachea Respirationsstörungen auftraten, nach dem Essen stellt sich

Kurzatmigkeit ein. Auch auf die Gefäßstämme wird Druck ausgeübt, der Oppressionsgefühl und Kongestion nach dem Kopf auslöst. Auch diffuser Brustschmerz wird angeführt, der bald zwischen die Schulterblätter, bald hinter das Brustbein verlegt wird.

BILLROTH spricht von einem Fall, in dem durch das gefüllte Divertikel ein Druck auf den Plexus brachialis mit neuralgischen Schmerzen und Druck auftraten.

Die Heiserkeit habe ich zuvor erwähnt. Mehrfach ist auch eine Laryngitis konstatiert, die wohl auf den Reiz der faulenden Speisereste zurückzuführen ist.

Das Allgemeinbefinden kann Jahre und Jahrzehnte ein gutes sein. Appetit und Ernährungszustand bleiben gut.

Erst wenn bedrohliche Stenoseerscheinungen aufgetreten sind, leidet das Allgemeinbefinden. Die Leute magern jetzt ganz rapid ab, sie werden blaß, kachektisch; der Appetit artet zu Heißhunger aus, der Durst wird zu einem anhaltenden Brand. Der Stuhlgang sistiert, die Därme sind leer, der Leib eingesunken. Der ganze Körper schrumpft zusammen, die Augen liegen tief in den knöchernen Höhlen; die dünne und runzlige Haut deckt Knochen und Muskeln und läßt jede Faser, jede Leiste erkennen. Alle Organe sind lebensfähig und lechzen nach Nahrung und Arbeit. Die größten Einläufe werden in kürzester Zeit von den Geweben aufgesaugt; sie können aber die Maschine nicht mehr in Gang halten.

Eine Mumie liegt auf dem Sektionstisch, in allen Dimensionen ist der Körper verkleinert.

Ich habe nie einen ähnlich abgemagerten Körper gesehen, wie denjenigen einer 63jährigen Landwirtsfrau (s. Abb. 25). Im 31. Lebensjahre erste Geburt. Im Anschluß daran stellt sich vorne auf der rechten Brustseite ein markstückgroßer Knoten von blau durchschimmernden Gefäßen ein. Das Adergeflecht vergrößerte sich von Jahr zu Jahr und breitete sich schließlich über die ganze rechte Brustseite aus. Mit 56 Jahren hörte sie beim und nach dem Essen im Hals ein gurgelndes, glucksendes Geräusch, häufig auch in der Nacht, so daß sie darüber aufwachte. Etwa zur selben Zeit stellten sich Schluckbeschwerden ein. Große und feste Bissen blieben hoch oben in der Speiseröhre stecken. Die Stelle des Hindernisses rückte immer tiefer (Wanderung des Hindernisses). In den letzten 5 Jahren füllten sich die Speisen im oberen Brustraum an und verursachten ihr heftige Beschwerden. Seit 2 Jahren kam Erbrechen hinzu, meist sofort nach dem Essen, 2 bis 3 Stunden lang, mühelos in kleinen Portionen. Sie weiß genau, daß die Speisen nicht aus dem Magen kommen, sie sind unverdaut mit viel Schleim vermengt. Darunter auch Speisen, die sie vor 2 und 3 Tagen genossen hatte. Das Regurgitieren erfolgte in letzter Zeit jeden Tag, jede Nacht, jede Stunde. Nur wenig gelangte in den Magen, sie litt stets Hunger, aß jede halbe Stunde, erbrach aber ebenso oft. Sie hatte dabei das Gefühl als läge ihr ein schwerer Stein auf der Brust, hatte Angstgefühl und Atemnot, die meist nach Entleerung verschwanden. Eine Halsgeschwulst war nie festzustellen. Die Kranke war den ganzen Tag mit ihrer Krankheit beschäftigt, sie aß und erbrach von morgens bis abends. Das Essen kaute sie langsam oder warf es lange im Mund herum, bis sie es endlich schluckte. Hatte sie glücklich ein paar Schluck hinuntergebracht, so kam mit Gurgeln, das so laut war, daß es an jeder Stelle des großen Saales gehört wurde, ein Mundvoll wieder herauf, den sie stets in die bereitgehaltene Brechschale entleerte. Hatte sie so etwa eine Stunde lang an einer gewöhnlichen Portion gegessen, dann stellte sich in der Mitte des Brustbeins ein drückender, mit Atemnot verbundener Schmerz ein, der ein Würgen und Drücken verursachte, wobei dann eine größere Menge wieder entleert wurde. Damit hörten die Beschwerden auf.

Sie wurde eine Last für ihre Saalgenossen. Sondieren ließ sie sich absolut nicht; ich kam mit dem Schlauch einmal 24 cm tief. Sie riß aber den Schlauch heraus. Mit Hilfe der Röntgenuntersuchung und mittels der EINHORNschen Gastrodiaphanie kam ich zur Diagnose eines ZENKERschen Pulsionsdivertikels und nahm als Ursache einen benignen intrathorakalen Tumor an. Sie ließ sich nicht behandeln und ging nach Hause. Vom Hausarzt hörte ich, daß das Essen immer schwieriger wurde, es gelangte fast keine Nahrung mehr in den Magen. Sie litt sehr erheblich unter Hunger und Durst, aß und trank deshalb den ganzen Tag und hatte bis zum Abend doch kaum etwas in den Magen gebracht, da sie alle paar Minuten einen Mund voll erbrechen mußte. Sie verlor alle Lebenslust und beschloß schließlich den Hungertod zu sterben. Ihre geistigen Kräfte blieben völlig normal, aber sie war bereits zum Skelett abgemagert, wog noch 58 Pfd. Sie legte sich zu Bett, nahm 10 Tage lang keinen Bissen zu sich und starb de même qu'une lampe s'eteint faute de l'huile, wie der Franzose sagt, 4 Monate nach Austritt aus dem Krankenhaus.

Ich machte selbst die Sektion. Es war eine Mumie, in allen Dimensionen war sie verkleinert. Die Sektion ergab ein gut mannsfaustgroßes ZENKERsches Divertikel mit einem Umfang von 21 cm und eine kugelige 35 cm im Umfang glattwandige verknöcherte substernale Struma. In der Divertikelwand war mikroskopisch keine Muskulatur zu finden. Der Hals bildete die direkte Fortsetzung des Pharynx.

Ein großer Teil der Divertikelkranken starb früher den Hungertod; viele erliegen der häufigsten Komplikation, der Aspirationspneumonie und Lungengangrän.

Die Kranken schweben ja Tag und Nacht in der Gefahr, daß ihnen Speiseteile in die Kehle dringen. Ein Wort während des Essens, eine Bewegung, ein zu großer Bissen sind stets imstande, den Kranken sich verschlucken zu lassen und heftigen, langdauernden Hustenreiz zu verursachen. Ist die Erschöpfung zu weit vorgeschritten, so gelingt es nicht mehr, die in die Atmungsorgane eingedrungenen Infektionsträger durch Husten zu entfernen.

Untersuchung

Durch Inspektion können wir die Halsgeschwulst feststellen, die meist links, medial vom Sternokleidomastoideus bis zur Clavicula herabreicht. Sie ist in der Gestalt variabel, wechselt in der Größe und kann gelegentlich vorübergehend verschwinden. Die palpierende Hand konstatiert deren weiche Konsistenz; durch Druck kann sie verkleinert werden und vorübergehend ganz verschwinden. Man hört dabei glucksende Geräusche. Fehlt die Halsgeschwulst, dann läßt sich durch Druck von vorne auf den Kehlkopf ein auffallender Halsumfang verkleinern.

Nunmehr wird, wie bei allen Speiseröhrenkrankheiten der weiche Magenschlauch eingeführt, (hier genügt auch ein dicker Nelatonkatheter). Derselbe läßt sich gut vorschieben, sagen wir bis 18 oder 20 cm, findet dann einen Stopp. Man hat das deutliche Gefühl, daß derselbe elastisch ist. Der Schlauch findet den Halt nicht in einer Stenose, er läßt sich leicht vor- und zurückführen ohne umklammert zu werden. Das Schlauchende befindet sich am Fundus des Divertikels und ist hier frei beweglich. Durch den Schlauch entleeren sich Schleim und übelriechende Speisereste. Bei vorsichtigem Vor- und Zurückziehen des Schlauches gelangt dieser plötzlich in die Speiseröhre.

Bei einer anderen Untersuchung kann der Schlauch sofort und anstandslos in die Speiseröhre dringen.

Diese wechselbare Sondierung ist charakteristisch für beginnende Divertikel, bei denen der Übergang vom Divertikel in den Ösophagus noch weit ist.

Nun nehmen wir die Divertikelsonde zu Hilfe. Mit derselben finden wir bei Absuchen der Vorderwand des Pharynx resp. der Speiseröhre mit nach vorne gebogener Olive leicht die Schwelle. Wir messen den Abstand von der oberen Zahnreihe, drehen dann das Olivenende nach hinten und führen die Sonde bis zum Fundus. Die Differenz ergibt die Länge des Divertikels, wobei zu berücksichtigen ist, daß leere Divertikel etwa die Hälfte, ja selbst nur $1/3$ des durch Inhalt angefüllten Sackes betragen.

Hier soll nochmals darauf hingewiesen werden, daß die Sondierung nur mit aller Vorsicht und ohne jeglichen Druck ausgeführt werden darf. Wir wissen ja, daß der größte Teil der Divertikelwand der Muskulatur entbehrt und deshalb die Perforationsgefahr groß ist.

Im pathologischen Institut in Heidelberg befindet sich ein abschreckendes Präparat der Brustorgane. In dem Divertikel steckt eine Sonde, dieselbe hat das Divertikel perforiert, läuft neben der Speiseröhre durchs Mediastinum bis zum Zwerchfell und hat auch dieses noch durchbohrt. Man stelle sich diesen Barbar von Untersucher vor!

Mit dem Wachstum des Divertikels wachsen die Schwierigkeiten der Sondenuntersuchung. Wir haben ja gesehen, daß mit zunehmender Sackbildung die Schwelle verengt wird, der Zugang zum Ösophagus schlitzartig verzogen und stenosiert wird. Das Aufsuchen desselben wird erschwert; wir wissen aber, daß er in der Vorderwand liegt, und so gelingt es doch immer, wenn auch nach langem Suchen, den Weg zu finden.

Erheblich schwieriger sind die Fälle natürlich, in denen sich außer durch Zug des Sackes noch eine Stenose organischer Natur (Narbenstriktur) oder eine solche durch Kompression von außen (Struma, Drüsenschwellung) hinzugesellt. Es ist mir aber doch seitdem ich meine Divertikelsonde verwende, in keinem Fall mißlungen, in den Ösophagus zu gelangen.

Mit Hilfe der Ösophagoskopie orientieren wir uns über die Innenwand und besonders über die Verhältnisse der Schwelle. Vorbedingung ist ein gründliches Auswaschen des Divertikels. Ich verwende meine ovalen Rohre, armiert mit einem etwa 1 cm vorragendem Hartgummimandrin. Im Hypopharynx angelangt, wird der Mandrin entfernt und nun unter Leitung des Auges das Rohr vorgeschoben. Handelt es sich um jene sackförmigen

Divertikel, die die direkte Fortsetzung des Hypopharynx bilden, so gelangt man ohne Schwierigkeit ins Divertikel. Von einer oberen Umrandung ist nichts zu sehen. Der Übergang vom Pharynx ins Divertikel ist unmerklich. Wird der Tubus bis zum Fundus vorgeschoben, dann erkennt man die angespannte Wandung; je nach der Größe und Form des Divertikels lassen sich mit dem Rohrende seitlich Exkursionen machen. Die ganze Wandung läßt sich absuchen; wir erkennen ihre Form und Beschaffenheit. Stets ist die Schleimhaut entzündet, mit Schleim bedeckt, auch Leukoplakieen sind zu sehen und gelegentlich auch kleine Ulzerationen und Narben.

Nach dieser Orientierung suchen wir die Schwelle auf. In beginnenden Fällen ist sie leicht zu finden; sie bildet die untere Umgrenzung einer rundlichen Öffnung.

Bei größeren Divertikeln kann die Einstellung derselben große Schwierigkeiten bereiten. Wir untersuchen in Rückenlage bei hängendem Kopf. Das Rohrende muß stark nach vorne gedrängt werden, man kann sie dann als nach oben konkaven Wulst von blasser Farbe erkennen. In anderen Fällen ist keine eigentliche Schwelle festzustellen, der Eingang in die Speiseröhre ist durch Längsfalten verschlossen und dem Auge entzogen.

Es ist aber unser Bestreben, auch den oberen Speiseröhrenabschnitt zu überblicken, also mit dem Tubus in die Speiseröhre einzudringen. Das ist oft ein schwieriges Problem und erfordert große Übung. Folgendes Hilfsmittel, das auch von anderer Seite mit Erfolg angewandt wurde, hat mich in manchen Fällen zum Ziele geführt. Zunächst wird die Divertikelsonde eingeführt und darüber der Tubus gestülpt. Ist der Eingang sehr verengt, dann gelingt das Verschieben des Tubus allerdings nicht ohne daß ein leichter Druck ausgeübt wird.

Ösophagocelen habe ich nur in wenigen Fällen Gelegenheit gehabt zu ösophagoskopieren. Der Eingang ins Divertikel ist eng, das Säckchen verläuft in beginnenden Fällen, zunächst mehr senkrecht zur Ösophagusachse, erst später parallel zu derselben.

Ösophagocelen parallel der Achse verlaufend machen der Einführung des Tubus im allgemeinen keine Schwierigkeiten.

Schwierig ist die ösophagoskopische Diagnose bei den beginnenden Divertikeln, bei welchen eine eigentliche Sackbildung noch fehlt. Die Ösophagoskopie bietet aber die einzige Möglichkeit, in diesem Vorstadium eine Diagnose zu stellen. Es sind also die Fälle, in denen nur eine seichte Ausbuchtung oder Grube besteht. Die Sondenuntersuchung läßt uns noch ganz im Stich, ebenso die Röntgenuntersuchung. Nur subjektive Symptome lassen an Divertikel denken.

Die Ausbuchtung kann leicht übersehen werden. Man wird auf dieselbe aufmerksam durch die Verfärbung der Schleimhaut, auch sieht man gelegentlich etwas Speisereste darin. Die untere Umrandung, die später Schwelle wird, springt deutlich ins Lumen vor, was besonders beim Zurückziehen des Tubus auffällt.

Die Umrandung kann deutlich, kreisförmig oder oval, ausgeprägt sein.

Die Diagnose gründet sich auf die umschriebene grubenartige Vertiefung, die lokalisierte Entzündung der Schleimhaut und evtl. das Haften von Speisen. Differentialdiagnostisch könnte nur ein Traktionsdivertikel in Betracht kommen. Diese liegen aber an der Vorderwand, auch sind Traktionsdivertikel in dieser Höhe Raritäten.

Sehr drastisch sind die ZENKERschen Divertikel im Röntgenbild. Der Divertikelsack ist stets vorher reinzuwaschen. Man erkennt leicht Form, Größe und Lage des Divertikels, ihren regelmäßigen Sitz, die Lage der Schwelle.

Bei hernieartigen Divertikeln ist der enge Hals zu erkennen, bei großen Säcken ist der Abgang von der Speiseröhre oft nicht feststellbar. Der Kontrastschatten schließt in der Regel horizontal ab, da sich meist ein Teil des Inhaltes entleert (s. Abb. 27).

Untersucht man in sagittaler Richtung, dann erkennt man, wie der Kontrastbrei das Divertikel verläßt und sich in dünner Straße durch den Ösophagus ergießt (s. Abb. 28 und 29).

Die Säcke sind gelegentlich (offenbar durch Narben der Schleimhaut) in ihrem Körper eingeschnürt; sie haben bald Birn-, bald Ei-, bald Schalenform. Bei Einführung der Divertikelsonde wird die Schwelle verdeutlicht.

Zur Erleichterung der Ösophagoskopie in schwierigen Fällen haben v. HACKER, LOTHEISEN, KIRSTEIN, KILIAN besondere Tubusformen angegeben.

Die Diagnose der ZENKERschen Divertikel ist meist mit aller Sicherheit zu stellen. Die Prodromalsymptome, Beginn im höheren Alter, die Schlingbeschwerden stets an derselben Stelle, die Art des Essens, die Halsgeschwulst, die Halsgeräusche, der Foetor ex ore, dann der Sondierungs- und ösophagoskopische Befund und endlich das Röntgenbild, sind so eindeutig, daß eine andere Krankheit gar nicht in Frage kommt. Die Besprechung einer Differentialdiagnose erscheint deshalb überflüssig.

Eine Narbenstenose läßt sich meist durch die Anamnese, sicher aber durch den Sondenbefund ausschließen. Eine krebsige Stenose wird durch den Beginn, die Dauer, durch die Sondierung bald erkannt werden. Ein Spasmus Oesophagi ist durch die Sondierung mit dem dicken Magenschlauch festzustellen.

Der Verlauf der Krankheit ist eminent chronisch. Schon die Prodromalsymptome können jahrelang andauern, ist aber erst eine Schwelle gebildet, dann schreitet das Leiden unaufhaltsam fort und führt unbehandelt nach 10, 20 und 30 Jahren zum Hungertod.

Therapie

In Betracht kommt
1. eine geeignete Hygiene des Essens,
2. Bekämpfung der Entzündung der Divertikelschleimhaut,
3. Verkleinerung des Divertikelsackes,
4. Behandlung der Schwelle und einer eventuellen Stenose am Ösophaguseingang.

Suchen mich Divertikelkranke auf, dann rate ich in erster Linie zur Operation, denn sie ist allein imstande, das Divertikel radikal zu beseitigen. Mehrere Operationsmethoden wurden im Laufe der Jahre versucht. Sie seien kurz erwähnt:

a) Invagination des Divertikels nach GIRARD.

b) Das Divertikel wird am Abgang von der Speiseröhre abgebunden und der Sack nach oben in die Wunde verlagert. Nach 8 bis 10 Tagen fällt er ab (GOLDMANN).

c) Exstirpation des Divertikels. Um den Sack bei der Operation leichter aufzufinden, empfiehlt es sich, einen dicken Magenschlauch in das Divertikel einzuführen.

Nach der Operation darf der Kranke nicht sich selbst überlassen bleiben. Ich habe mehrfach Rezidive, narbige Verengerungen und Fisteln gesehen. Die Ernährung hat durch eine Magenfistel oder durch den Magenschlauch oder rektal zu erfolgen.

Etwa 2 Wochen nach der Operation wird der ovale Magenschlauch (womöglich ohne Augen) eingeführt.

Eine sich einstellende Stenose wird so frühzeitig erkannt und kann, da sie ja noch nachgiebig, leicht erweitert werden. Etwa 6 Wochen lang wird der Schlauch zweimal wöchentlich angewandt.

Da es sich um ältere Leute handelt, wird die Operation häufig abgelehnt. Man ist dann zu unblutigem Vorgehen gezwungen.

Unblutige Behandlung

Hygiene des Essens. Bei der Auswahl der Speisen ist darauf zu achten, daß nur solche genossen werden, die noch gut passieren. Meist rutscht Flüssigkeit besser, in manchen Fällen aber auch festes. Fette werden am leichtesten genommen. Kranke, die trockenes Brot nicht schlucken können, haben bei dick mit Butter bestrichenem Brot keine Schwierigkeiten. Nur reizlose Kost darf genossen werden; Alkohol, Gewürze; rufen häufig Erbrechen, Regurgitieren hervor und erleichtern das ,,Verschlucken''.

Vor allem müssen die Kranken angehalten werden, möglichst langsam zu essen, gut zu kauen und die Bissen gut einzuspeicheln. Nur kleine Bissen dürfen geschluckt werden, große bleiben leichter stecken, es kommt zu Stauung im Pharynx; Hustenreiz mit Erbrechen folgen. Während des Essens darf nicht gesprochen werden.

Eine Anfüllung des Sackes ist möglichst zu vermeiden. Das gelingt mitunter, wenn nach jedem Bissen etwas nachgetrunken wird. Es soll aber doch daran erinnert werden, daß manche erst etwas in den Magen bringen, wenn sie das Divertikel gefüttert haben, bzw. wenn es mit Speisen gefüllt ist.

In anderen Fällen ist das Umgekehrte der Fall. Dann muß das Divertikel jeweils erst entleert werden, um die Passage in die Speiseröhre zu erleichtern. In der Erreichung dieses Zieles sind die Kranken oft recht erfinderisch;

die einen üben einen Druck auf den Kehlkopf oder Hals (Halsgeschwulst) aus, andere können durch rasches Vorwerfen des Kopfes das Divertikel entleeren. Diese Entleerung muß dann während einer Mahlzeit vier bis fünfmal wiederholt werden (vergl. Symptomatologie S. 79).

Das Essen wird mitunter auch erleichtert durch eine geeignete Kopf- oder Körperhaltung, so besonders durch Linksneigung des Kopfes. Wieder andere werfen beim Schlucken den Kopf nach hinten.

Von einem Kranken wird berichtet, daß das Schlucken immer schlechter ging und er elender und elender wurde. Da riet ihm der Arzt, in rechter horizontaler Seitenlage zu essen. Der Kranke erholte sich rasch und konnte später auch wieder im Sitzen essen.

Viele können nicht in Gegenwart anderer schlucken. Da ist ihnen die Kehle wie zugeschnürt.

Unsere Aufgabe ist es nun, nicht so erfinderischen Kranken Ratschläge hinsichtlich des Essens zu geben unter Benutzung von Erfahrungen bei ihren Leidensgenossen.

Zur Bekämpfung der Entzündung der Schleimhaut und der dadurch hervorgerufenen Schleimbeschwerden dienen in erster Linie Spülungen des Divertikels. Das Spülgerät besteht aus einem dicken Nèlaton-Katheter und einem Glastrichter. Für Patienten, die viel auf Reisen sind, ließ ich schmale Blechtrichter anfertigen, die sie in der Westentasche tragen können. Die Spülungen kann man dem Patienten anvertrauen, Schaden kann ja damit nicht angerichtet werden. Der Katheter läßt sich mit Leichtigkeit einführen.

Nur bei kleinen, beginnenden Divertikeln gleitet derselbe auch leicht in die Speiseröhre; nun das wird ja rasch erkannt werden! Man zieht ihn zurück, schiebt ihn wieder vor, bis er am Fundus einen Halt findet.

Zur Spülung wird warmes Wasser, Emser Wasser eventuell mit einem desinfizierenden oder schleimlösenden Zusatz verwendet. Die Spülung wird täglich und nach jedem Essen vorgenommen.

Manche Patienten sind dabei so geschickt, daß sie nicht Katheter, nicht Trichter benötigen. Sie trinken ein bis zwei Schluck Flüssigkeit und schleudern den Kopf bei vorgebeugtem Oberkörper nach vorn.

Der Erfolg dieser Spülungen ist ganz verblüffend. Es wird nämlich oft durch dieselben nicht nur der Katarrh, die Entzündung der Schleimhaut gebessert und beseitigt. Gleichzeitig werden zwei andere Indikationen erfüllt, die Beseitigung des Foetor ex ore und Verhütung des Wachstums des Divertikels. Die Vergrößerung des Sackes wird aufgehalten, ja in manchen Fällen verkleinert er sich erheblich. Das Wachstum beruht ja wenigstens zum Teil auf dem Druck durch seinen Inhalt.

Durch die Spülung ist nun das Divertikel von einer zur anderen Mahlzeit leer, besonders auch in der Nacht. Da keine Speisereste mehr beim Liegen in den Kehlkopf laufen, ist mit einem Schlag auch die Nachtruhe gewährleistet.

Ich habe mit den regelmäßigen Spülungen in allen Fällen große Erleichterung erzielt. Der beste Beweis für die Zweckmäßigkeit derselben ist der, daß wenn Kranke erstmals mit Spülungen begonnen haben, sie dieselben nicht mehr lassen. Die Belastung ist ja wirklich nur äußerst gering.

Den sichtbaren Beweis für **Verkleinerung des Sackes** erkennt der Kranke daraus, daß der ausgespülte Inhalt immer spärlicher wird.

Hier soll noch wiederholt werden, daß bei vorhandener Halsgeschwulst Auspressen derselben auch zur Entleerung des Divertikels dient. Es ist aber kein vollwertiger Ersatz für die Spülungen.

Die wichtigste therapeutische Indikation bildet die **Stenosierung des Einganges von Divertikel zur Speiseröhre, der Schwelle.** Ich habe ausführlich besprochen wie die Stenose entsteht. Ein eventueller Spasmus, schlitzartige Verziehung und Verengerung durch Wachstum des Divertikelsackes, eventuell eine Narbenstenose oder Kompression durch Struma oder Drüsen können die Ursache sein. Das Ziel ist nun, diese Kommunikation möglichst zu dilatieren und die Stenosen zu beseitigen. Diesem Zweck dienen die **Divertikelsonde und der Dilatator.**

Der Vorschlag, die Schwelle zu dilatieren, ist schon alt. Man versuchte es mit Sonden zunehmenden Kalibers. Da die geraden Sonden aber nur durch Zufall in den Ösophagus gelangen, wurden Sonden, deren Ende nach Art des Merc ierkatheters abgebogen sind, empfohlen. Zu meiner Divertikelsonde werden abgebogene Oliven zunehmenden Umfanges geliefert. Man beginnt zunächst mit der dünnsten Nummer, steigert dann allmählich. Sehr zweckmäßig ist es, nicht nur die Sonde in den Ösophagus einzuführen und wieder herauszuziehen, sondern sie jeweils mehrmals vor- und zurückzuschieben unter ständiger Drehung. Der Dehnungseffekt wird dadurch gesteigert. Die Dilatierung verursacht keinen Schmerz, sie muß aber in der Regel längere Zeit fortgeführt werden.

Die Kombination von **Spülung und Sondenbehandlung** wirkt oft überraschend gut; nicht nur die Beschwerden durch das gefüllte Divertikel fallen weg, die Schluckstörungen verringern sich auf ein Minimum und können für längere Zeit ganz verschwinden. Allerdings muß die Behandlung eventuell wiederholt werden.

Da nun die abgebogenen Oliven doch nur einen verhältnismäßig geringen Umfang haben (die dickste ist 3 cm), sowie um eine länger andauernde Wirkung zu erzielen, ließ ich einen **Dilatator**, ähnlich dem Kardiadilatator anfertigen (Jetter & Scherer, Tuttlingen). Er ist nicht gerade, sondern zur leichteren Einführung gebogen. Bei gespreizten Spangen hat er einen Umfang von 6,8 cm. Einen Gummiüberzug benötigt er nicht, da sich keine Schleimhaut einklemmen kann (s. Abb. 5).

Zunächst wird ein 24 cm langer Divertikelansatz, ähnlich der Divertikelsonde eingeführt, dann wird der Dilatator angeschraubt und so tief geführt, daß der Erweiterungsteil in der Schwelle liegt. Der Kopf ist leicht geneigt, etwa wie beim Essen. Ein Druck bei der Einführung wird nicht ausgeübt. Mitunter bereitet die Einführung am Eingang der Schwelle etwas Schwierigkeit. Der Kranke wird zu Schluckbewegungen aufgefordert und unter Vor- und Zurückschieben des Instrumentes gelingt es stets, an die richtige Stelle zu gelangen.

Der erweiterungsfähige Abschnitt des Dilatators muß genau in der Schwelle liegen. Die Lage des letzteren haben wir vorher abgemessen. Wir erkennen aber deutlich, daß das Instrument richtig liegt, wenn wir probeweise die Spangen desselben spreizen. Findet sich dabei keinerlei Widerstand, dann liegt es zu hoch oder zu tief. Wir korrigieren also die Lage und dilatieren dann maximal. Der Widerstand ist verhältnismäßig gering, nicht annähernd so stark, wie beim sogenannten Kardiospasmus. Der Schmerz ist gering und verschwindet rasch. Dem Anfänger empfehle ich, die Prozedur hinter dem Röntgenschirm vorzunehmen.

Den Divertikeldilatator verwende ich seit 25 Jahren, bin allerdings noch nicht dazu gekommen, ihn zu publizieren. Er leistet Ausgezeichnetes. Kranke, die seit Jahren nur unter größten Schwierigkeiten und unter Qualen essen konnten, sind mitunter nach einmaliger Dilatierung imstande, fast anstandslos zu essen. Ich habe erst jüngst wieder einen älteren Herrn entlassen, bei dem nach der Behandlung der Magenschlauch sich überhaupt nicht mehr im Divertikel fing, sondern anstandslos den Weg in die Speiseröhre fand, während vorher die Schwelle nur mühsam mit der Divertikelsonde festzustellen war. Das ist ein idealer Erfolg mit der unblutigen Behandlung. Eine Dame, die noch in meiner Beobachtung steht, habe ich sechsmal dilatiert. Sie hat sämtliche Divertikelsymptome verloren, ißt anstandslos und gerade Sonden gelangen leicht in die Speiseröhre.

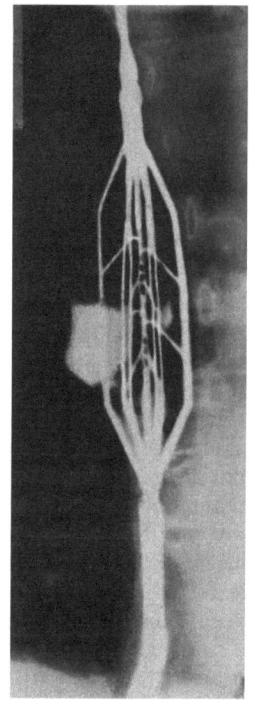

Abb. 30. Dilatierung der Schwelle des Divertikels mit dem Divertikeldilatator.

Von Kranken, die vor vielen Jahren bei mir waren höre ich immer wieder, daß ihr Zustand so gut sei, daß sie keiner Behandlung mehr bedürfen. Allerdings gibt es auch nach Jahr und Tag Rückfälle, dann wird eben die Behandlung wiederholt.

Meist sind aber mehrere Dilatierungen notwendig, denn es handelt sich ja nicht um Sprengung eines Muskelringes wie beim sog. Kardiospasmus, sondern nur um eine Überdehnung eines solchen, wobei die Neigung besteht, sich wieder zu verengern; ich empfehle deshalb, auch wenn eine einmalige Dilatierung guten Erfolg hat, dieselbe doch etwa fünf bis sechsmal zu wiederholen.

Lag die Ursache des Divertikels in einer organischen Stenose des Ösophagus (Narbenstriktur, Kompressionsstenose), dann wird derselbe ebenfalls mit dem Divertikeldilatator, bei tieferem Sitz mit dem Kardiadilatator mit angeschraubtem Divertikelansatz nach den Grundsätzen der Strikturbehandlung dilatiert.

Früher wurde auch Elektrisation der Pharynxmuskulatur und der Divertikelwand (zur Erzielung einer Muskelkontraktion) empfohlen und ausgeführt. Ich glaube kaum, daß damit irgendein Erfolg zu erzielen ist.

Ebensowenig ist von Adstringentien zur Verkleinerung oder gar Verödung des Sackes zu erwarten. Hier sei noch erwähnt, daß GEPPERT u. a. die Schwelle mit dem Messer im Ösophagoskop schlitzen.

Für Kranke, die eine Operation ablehnen, kann ich auf Grund ausgedehnter Erfahrung die konservative Behandlung mit regelmäßiger Spülung, Anwendung der Divertikelsonde und des Dilatators aufs beste empfehlen. Das Divertikel wird zwar nicht zum Verschwinden gebracht, sein Wachstum sistiert aber, es verkleinert sich und die Schleimbeschwerden bessern sich oder verschwinden ganz. Kranke, die jahrzehntelang sich vor dem Essen fürchteten und sich abquälten, die zum Skelett abmagerten, erholten sich rasch und gewannen wieder Lebenskraft und Lebensfreude.

γ) Pulsionsdivertikel im Verlauf des Ösophagus

Wir verstehen darunter Divertikel, aus deren Gestalt und Form zu erkennen ist, daß eine pulsierende Kraft für die Entstehung oder weitere Entwicklung derselben tätig gewesen ist und welche ihren Sitz zwischen oberem Ende und Kardia haben können.

Wir unterscheiden Traktionspulsionsdivertikel und epikardiale Divertikel.

∂) Traktions-Pulsionsdivertikel

Charakteristisch für diese Divertikelform ist der konstante Sitz an der Vorder- oder Seitenwand der Speiseröhre, also an Stellen, an denen die Traktionsdivertikel angetroffen werden.

Ferner, daß gleichzeitig meist auch Traktionsdivertikel vorhanden sind. Das deutet schon auf den Zusammenhang mit letzteren hin. Nun sehen wir gelegentlich an Traktionsdivertikeln, daß an der Spitze des Trichterchens oder auch an dessen Seitenwand blasenförmige Ausbuchtungen vorhanden sind. In anderen Fällen nimmt das Divertikel schon vom Abgang von der Speiseröhre Blasen- oder Kugelform an, und nun gibt es alle Übergänge zu kirschkern, nuß- und selbst kleinapfelgroßen Säcken. Es ist kein Zweifel, daß sie aus Traktionsdivertikeln hervorgehen infolge eines Druckes der hineingepreßten Speisen. Wir können diese Divertikel deshalb nur erwarten bei horizontalem und abwärts gerichtetem Verlauf.

Sind die Traktionsdivertikel in schwieliges Gewebe eingehüllt, dann geben sie einem Innendruck nicht nach, ebenso, wenn sie noch gut mit

Muskulatur ausgestattet sind. In der Regel besteht die Wandung der Traktions-Pulsionsdivertikel aber nur aus Schleimhaut umgeben von einer Bindegewebsschicht.

Der Eingang ins Divertikel ist rund oder oval, die untere Umrandung besteht in einer oft weit ins Lumen hineinragenden wulstigen Schwelle. Diese hat wohl auch Schuld an der Entstehung der Traktions-Pulsionsdivertikel, da sie den Eintritt der Speisen erleichtert.

Der Form nach sind es kugelige Ausbuchtungen, denen ein Hals fehlt, andere besitzen einen kurzen Hals. Auch zylinderförmige oder ei- oder flaschenförmige Divertikel kommen vor. Die Schleimhaut ist meist entzündet, z. T. defekt durch Geschwüre oder narbig verändert.

Der direkte Zusammenhang mit geschrumpften Drüsen fehlt oft. Doch wurde auch in nächster Umgebung anthrakotisches Pigment gefunden. So in einem Falle des pathologischen Institutes Heidelberg.

Das Divertikel ist kleinapfelgroß, sitzt vorne rechts 5 cm über der Kardia. Der Eingang längsoval, 3 cm Durchmesser. Die Wand entbehrt der Muskulatur, ist von Bindegewebe umgeben, das am Fundus schwielig ist. Hier ist anthrakotisches Pigment zu sehen. Der Ösophagus ist oberhalb des Divertikels nicht erweitert, die Muskulatur nicht hypertrophisch, 6 cm über dem Divertikel findet sich noch ein Traktionsdivertikel.

Einen ähnlichen Fall hat OEKONOMIDES beschrieben.

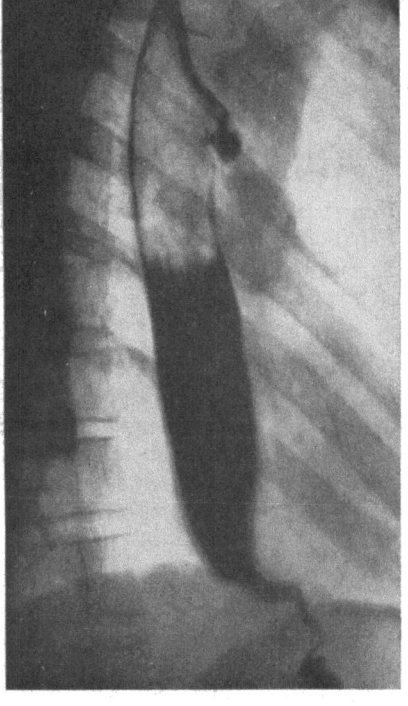

Abb. 31. Traktions-Pulsionsdivertikel.

Das Divertikel war apfelgroß, horizontal gerichtet. Der Fundus zeltförmig, die Spitze mit Lunge und einer schiefrig indurierten Lymphdrüse verwachsen. Ösophagus über dem Divertikel dilatiert, die Muskulatur hypertrophisch. Am gleichen Ösophagus auch zwei Traktionsdivertikel.

SCHERPENBERG beschrieb ein Präparat, an dem neben zwei Traktionsdivertikel noch zwei haselnuß- bis taubeneigroße sackförmige Divertikel saßen. In einem meiner Fälle fand sich hoch oben ein Traktionsdivertikel, im unteren Drittel ein Traktions-Pulsionsdivertikel, dessen Wand karzinomatös infiltriert war (s. Abb. 32).

Zwar wurde auch an eine kongenitale Anlage der Traktions-Pulsionsdivertikel gedacht. Sichere Anhaltspunkte für eine solche Entstehung haben wir aber nicht.

90 Spezieller Teil

Hinsichtlich der Wandung sei noch hervorgehoben, daß sie nur aus Schleimhaut und einem Bindegewebsüberzug besteht. Muskulatur ist in keinem Fall nachgewiesen; an der Mündung ist zu erkennen, daß die kräftige Längsmuskulatur nach beiden Seiten ausweicht. Nur einige Fasern treten noch auf am Anfang des Divertikels, ohne sich an dem eigentlichen Sack auszubreiten.

Es handelt sich sonach mehr um Schleimhauthernien, wie sie ja auch bei den Traktionsdivertikeln vorkommen.

Symptomatologie

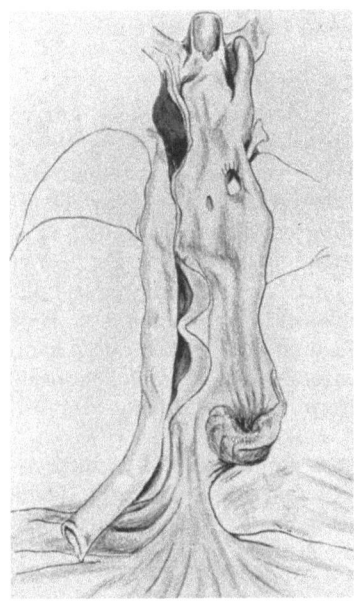

Abb. 32. Hochsitzendes Traktionsdivertikel, tiefsitzendes Traktions-Pulsionsdivertikel, dessen Wand karzinomatös infiltriert ist.

Sitzen diese Divertikel hoch, dann können sie ähnliche Erscheinungen machen wie die ZENKERschen Divertikel. Je tiefer ihr Sitz ist, um so komplizierter wird das Symptombild.

Diese Divertikel können, wenn sie noch klein sind, etwa erbsen- bis kirschgroß — ganz symptomlos bleiben.

Aber auch große Divertikel machen häufig keine charakteristischen Störungen; vor allem bestehen die ersten Beschwerden nicht in streng lokalisierten Schluckbeschwerden; es wird nur besonders beim Schlingen größerer Bissen ein dumpfer Druck etwa in der Mitte der Brust empfunden, die Speisen rutschen langsamer; ein steckengebliebener Bissen wird durch mehrmaliges leeres Schlucken oder Nachtrinken von Wasser weiterbefördert. Auch katarrhalische Erscheinungen treten im Beginn nicht in den Vordergrund; sie äußern sich in dumpfem Schmerz oder brennendem Gefühl beim Passieren der Speisen.

Ist ein ausgebildeter Sack vorhanden, so können die Speisen diesen füllen, erst dann gleiten weitere an demselben vorbei in den Magen. In anderen Fällen tritt die eigentliche Stenose erst nach Anfüllung des Divertikels auf. Der gefüllte Sack komprimiert dann die Speiseröhre bis zur Undurchlässigkeit und ruft heftige Schmerzen und Druck auf die Nachbarorgane, Herz, Lungen (Beklemmungsgefühl, Atemnot, Oppression und Tachykardie) hervor. Die Entleerung nach oben ist erschwert. Es ist weniger ein Regurgitieren als ein Erbrechen. Dieses Erbrechen erfolgt bald während des Essens, bald mehrere bis zu 2 Stunden später.

Mitunter kommt diese Entleerung ganz überraschend, Flüssigkeiten stürzen im Strahl heraus. Manche Kranke können ihr Divertikel entleeren mit Kunstgriffen, wie Recken des Halses, Hochstrecken der Arme, gymnastische Übungen, Springen, Lagewechsel, Zwerchfellanspannung usw.

Beim Erbrechen kommen übelriechende Speisereste zum Vorschein, z. T. schon vor Tagen Genossenes, wie Salatblätter, Obstkerne u. a. Die Reaktion ist sauer, Fermente und HCl fehlen.

Der Entleerung des Inhaltes folgt vollkommenes Wohlbefinden und Gesundheitsgefühl.

Das Allgemeinbefinden kann lange Zeit ein gutes bleiben; mit Zunahme der Stenoseerscheinungen tritt Abmagerung und Erschöpfung ein.

Untersuchung

Der ovale Magenschlauch findet mitunter an der Schwelle einen kurzen Stop, in anderen Fällen läuft er glatt am Divertikel vorbei. Mit der Divertikelsonde läßt sich der Sitz, die Länge des Divertikels feststellen. Das Röntgenbild wird in seitlicher Aufnahme hergestellt. Die Schwelle ist leicht zu erkennen, sofern die Speiseröhre nicht erweitert ist. Ösophagoskopiert wird mit dünnen Rohren im Sitzen oder Liegen. Es gelingt leicht das Divertikel aufzufinden. Bei größeren Divertikeln kann das Rohr in das Divertikel eingeführt werden. Man übersieht die Schleimhaut, Entzündungen derselben, Ulzerationen, Narben. Durch Schleimhautfalten kann der Eingang auch verdeckt sein. Das Austreten von Speiseteilen (tiefe Atemzüge, Zwerchfellhochdrängen) erleichtern die Auffindung des Divertikels.

Die Diagnose ist wesentlich einfacher zu stellen als bei Traktionsdivertikeln. Ösophagoskopie und Röntgenaufnahme nebst Divertikelsonde lassen ein sackförmiges Divertikel in der Vorderwand nicht übersehen. Finden wir neben Pulsionsdivertikeln auch noch reine Traktionsdivertikel, so wird dadurch die Diagnose noch gesichert.

Therapie

An eine Therapie hat sich die Ärzteschaft noch nicht herangewagt und doch ist eine solche nicht nur möglich, sondern erfolgreich. Sie deckt sich im großen und ganzen mit derjenigen bei Traktionsdivertikeln. Die Hygiene des Essens spielt die gleiche Rolle; ebenso die Leerhaltung der Divertikel. Dazu genügt aber nicht mehr das Trinken von Flüssigkeit. Der Divertikelsack muß gründlich ausgespült werden mittels der Divertikelhohlsonde. Seit vielen Jahren habe ich eine solche nach Art der Divertikelsonde anfertigen lassen. Sie besteht aus einem dünnen Schaft, dessen ovales Ende trichterförmig erweitert ist. Distal befindet sich ein Schraubengewinde, an das die Metalloliven der Divertikelsonde passen. Dicht oberhalb der Oliven sind zwei kleine Öffnungen, durch welche das Wasser austritt. Das Instrument wird ebenso eingeführt wie die Divertikelsonde. Im Divertikelsack wird sie bis zu dessen Fundus vorgeschoben. Der Inhalt entleert sich neben der Sonde in die Speiseröhre. Die Spülungen bringen den Kranken große Erleichterung. Eine Schrumpfung des Sackes ist aber nur dann

92 Spezieller Teil

zu erwarten, wenn derselbe weder im Narbengewebe eingehüllt noch an Nachbarorganen fixiert ist. Mit der Beseitigung der Speisereste schwindet auch der Foetor ex ore.

Unser Bestreben muß aber dahin gehen, eine **Anfüllung** des Divertikels zu **verhüten**.

Einen Fingerzeig gibt uns das **Röntgenbild** (vergl. Abb. 33a). Meist sehen wir eine Dilatation der Speiseröhre oberhalb des Divertikels, ein Beweis dafür, daß im Divertikelgebiet eine Hemmung, eine Verengerung besteht.

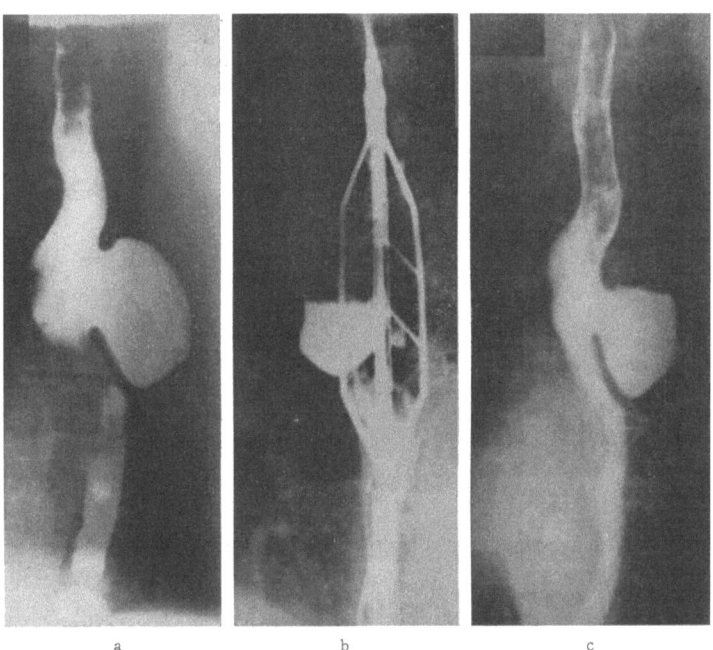

Abb. 33. a) Großes Traktions-Pulsionsdivertikel im mittleren Speiseröhrenabschnitt. Darunter Stenose.
b) Dilatierung mit Kardiadilatator.
c) Nach einmaliger Dilatierung. Beseitigung der Stenose, Verkleinerung des Divertikels.

In manchen Fällen ist eine solche unterhalb des Divertikels zu erkennen, ja ich habe Fälle gesehen, in denen die Stenose im Kardiagebiet lag (vergl. Abb. 34a).

Damit ist bereits die Indikation zur Therapie gegeben, und zwar zur Dilatierung der stenosierten Partieen. Dies ist nur mit dem **Kardiadilatator** mittels Divertikelansatz möglich.

Ich pflege in diesen Fällen das gesamte Speiseröhrengebiet unter dem Divertikel, ferner die Gegend der Schwelle maximal zu dilatieren, im ganzen sechs bis achtmal, jedenfalls so oft, bis ein dicker, ovaler Hg-Schlauch, den ich an den dazwischen liegenden Tagen einführe, keinerlei Hemmung mehr findet.

Der Erfolg bleibt nie aus. Die Beschwerden gehen rasch zurück, der Druck, die Schmerzen, vor allem aber die Deglutitionsstörungen, verschwinden ganz. Diese Besserung kontrollieren wir im Röntgenbild. Die Dilatation oberhalb des Divertikels ist beseitigt, unterhalb des Divertikels bis zur Kardia ist das Lumen weit geworden, der Kontrastbrei läuft glatt in den Magen.

Es folgt ein Fall, indem infolge schwerster Symptome völlige Arbeitsunfähigkeit eintrat, und der durch obige Behandlung beschwerdefrei und völlig arbeitsfähig wurde (s. Abb. 34a, b).

H. M. 31jährige Krankenschwester, 1946 Gallensteinoperation, 13 Steine. Danach beschwerdefrei. 1948 kolikartige Schmerzen im unteren Brustabschnitt, unabhängig vom Essen, zunächst alle 4 Wochen, dann immer häufiger. Allmählich Schlingbeschwerden, Speisen blieben etwas unter Mitte des Brustbeins stecken, kehrten zurück, wurden ausgespuckt. Schlecht ging Obst, Fleisch, feste Speisen. Brei „klebte in der Speiseröhre". Hochgradige Schleimbeschwerden. Sie bekam schließlich Angst vor jedem Essen.

1948 Röntgenaufnahme: Zwei Divertikel im mittleren Abschnitt der Speiseröhre. Atropin, Bellafolin. Koliken immer häufiger, täglich ringsum Brust, in Lebergegend, im Rücken bis zwischen Schulterblätter. Dauer zwei bis

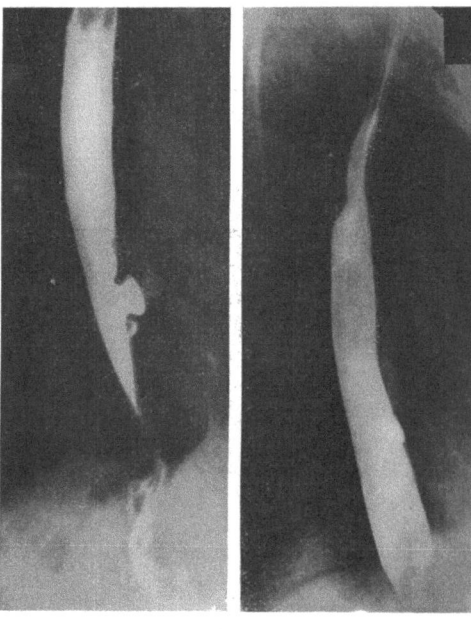

Abb. 34. a) Zwei Traktions-Pulsionsdivertikel. Stenose im Kardiagebiet. Dilatator darüber.
b) Derselbe Fall. Heilung mittels Kardiadilatator.

mehrere Stunden. Nur wenn Krämpfe vorbei konnte sie essen. Oktober bis November 1949 in einer chirurg. Klinik in Hamburg. Narkotika. Sie nahm schließlich vor jedem Essen Narkotika, konnte nicht mehr arbeiten, nicht mehr gehen, hochgradige Körperschwäche, lag fast den ganzen Tag. Körpergewicht von 130 auf 98 Pfd.

Am 1. Oktober 1949 invalidisiert mit 70% Erwerbsunfähigkeit.

Am 14. April 1950 in meine Behandlung.

Im Röntgenbild zwei Traktions-Pulsionsdivertikel im unteren Drittel der Speiseröhre. (Das untere 32 cm tief) (s. Abb. 34a).

Oberhalb des Divertikels mäßige Dilatation der Speiseröhre. Im Kardiagebiet ist die Speiseröhre spastisch kontrahiert. Aus der Dilatation war auf eine Stenose im Divertikelgebiet zu schließen. Der Kardiospasmus mußte zu einer Stauung im unteren Speiseröhrenabschnitt und damit zur Füllung und Vergrößerung des Divertikels führen. Deshalb Therapie:

Dilatierung des Divertikelgebietes (Schwelle) und des Kardiagebietes mittelst des Kardiadilatators. Schon nach der ersten Dilatierung schwanden die Koliken, das Essen ging anstandslos. (Vergl. Neue med. Welt **1950**, Nr. 29/30).

Im ganzen machte ich zwölf Dilatierungen, an den dazwischen liegenden Tagen führte ich dicke, ovale Hg, Schläuche ein, die nie mehr ein Hindernis fanden. Rasche Zunahme der Körperkräfte, Gewichtszunahme 22 Pfd. Nie mehr irgendwelche Schlingbeschwerden, voll arbeitsfähig. Von einem der Divertikel war im Röntgenbild nur noch eine Andeutung, das andere war verschwunden.

ε) Epikardiale Divertikel

Dieselben nehmen ihren Ausgangspunkt vom unteren Drittel oberhalb des Zwerchfelles der Speiseröhre (epiphrenische Divertikel), in seltenen

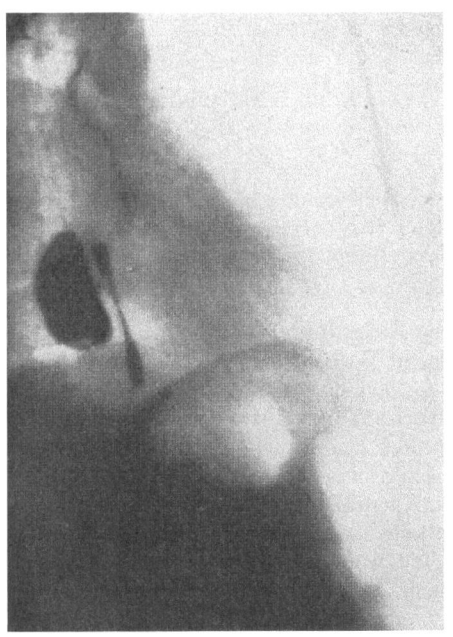
Abb. 35. Epiphrenales Divertikel.

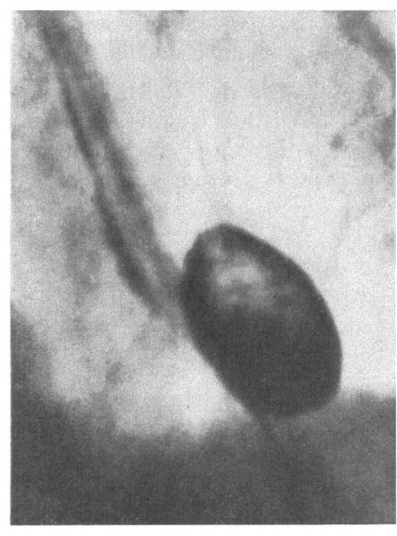
Abb. 36. Epiphrenales Divertikel.

Fällen zwischen Kardia und Zwerchfell (subphrenische Divertikel). Eine strenge Unterscheidung von den eben beschriebenen Traktions-Pulsionsdivertikeln ist oft nicht möglich, sie bieten aber doch so viel Eigentümliches, daß ich sie von letzteren getrennt bespreche. Auch sie gehen ausnahmslos von der Vorder- oder Seitenwand der Speiseröhre aus. Sie haben fast stets einen engen langen Hals, hängen in Flaschen- oder Birnform senkrecht neben der Speiseröhre herab und ihr Fundus lagert bei genügender Größe auf dem Zwerchfell. Sie können die Größe der ZENKERschen Divertikel erreichen und bis zu 200 ccm fassen (s. Abb. 35 und 36).

Die Wandung besteht ausnahmslos nur aus Schleimhaut und einem bindegewebigen Überzug; mit Drüsen stehen sie nicht in Verbindung, anthrakotisches Pigment wird vermißt. Sie können mit der Umgebung verwachsen sein. Meist sind sie aber gegenüber der Umgebung frei beweglich und verkleinern sich nach Entleerung des Inhaltes. Die Schleimhaut zeigt die gleichen Veränderungen wie diejenige der ZENKERschen Divertikel, Entzündungserscheinungen, Ulzerationen fehlen nie. Die Eingangsöffnung ist meist eng und schlitzartig, nicht rund, wie oft bei Traktions-Pulsionsdivertikeln. Die Speiseröhre wurde in vielen Fällen von der Kardia nach oben erweitert gefunden. Alles spricht dafür, daß sie ihre Entstehung irgendeinem Defekt in der Muskulatur verdanken, hervorgerufen durch eine Fremdkörperverletzung oder vielleicht auf einer angeborenen lokalen Schwäche beruhend. Auch an umschriebene kleine Wandnekrosen auf Grund von Zirkulationsstörungen (Arteriosklerose, Infarkt, Endarteritis obliterans) ist zu denken.

BROSCH ist der Ansicht, daß für Gefäß- und Nervendurchtritte präformierte Muskellücken insuffizient werden und so den Boden für die Divertikelbildung abgeben.

Auch der Reichtum des unteren Speiseröhrenabschnittes an Venen könnte hier eine Rolle spielen in Analogie zu den BECKschen Venengeflechten im Hypopharynx, welche für die Entstehung der ZENKERschen Divertikel von Bedeutung zu sein scheinen.

Die Tatsache ist sicher, daß für die Entstehung der epikardialen Divertikel eine umschriebene Wandschwäche Vorbedingung ist. Trifft nun ein einmaliger erheblicher oder kontinuierlicher Innendruck die Ösophaguswandung, dann wird eine solche schwache Wandstelle demselben nachgeben und die Schleimhaut hindurch schlupfen lassen. Dieser Innendruck kann schon durch hastiges Essen, große, schlecht gekaute Bissen hervorgerufen sein. Sehr häufig besteht aber neben dem Divertikel ein Kardiospasmus mit allen üblichen Symptomen, vor allem der Stauung über der Kardia. Je mehr Speisen darüber angesammelt werden, um so größer der Innendruck, und unter diesem stülpt sich eben die Schleimhaut durch die schwache Wandstelle. So entsteht eine Hernie, die sich naturgemäß immer weiter ausdehnt und zu einem großen Sack werden kann. Ein Zug von außen, wie bei den Traktions-Pulsionsdivertikeln spielt also dabei keine Rolle. Trotzdem ist es nicht ausgeschlossen, daß auch im unteren Abschnitt der Speiseröhre gelegentlich Traktions-Pulsionsdivertikel angetroffen werden. Nur die Sektion wird hier die Entscheidung bringen können.

Symptomatologisch haben diese Divertikel große Ähnlichkeit mit der kardiotonischen Dilatation. Das Schlinghindernis in Höhe der Kardia (Fundus), die Ansammlung von größeren Speisemengen, die dadurch hervorgerufenen Schmerzen, Druckeinwirkung auf die Nachbarorgane, das

Hochkommen größerer Mengen Inhaltes, die Schleimbeimengung — alles kann ebenso durch einen sog. Kardiospasmus hervorgerufen werden.

Sichere Symptome, welche für größere Divertikel charakteristisch sind, gibt es eigentlich nicht.

Ich verweise auf eine Arbeit von CHARL. ERBACH ,,Die ösophagealen Pulsionsdivertikel unter besonderer Berücksichtigung der epiphrenalen" (Arch. Verdauungskrankheiten 53, 1938) in welcher ich mehrere interessante Krankengeschichten analysieren ließ. Das Symptombild wird kompliziert durch das gleichzeitige Vorhandensein einer kardiotonischen Dilatation.

Damit hängt es zusammen, daß auf diesem Gebiet so viele Fehldiagnosen gestellt werden. Ich stimme mit LOTHEISEN ganz überein, daß viele in der Literatur als epiphrenale Divertikel beschriebene Fälle nichts anderes als Ausbuchtungen von kardiotonischen Ösophagusdilatationen (sog. Kardiospasmus) sind.

Eine genaue Untersuchung führt aber stets zur richtigen Diagnose. So besonders diejenige mit der Divertikelsonde. Bei genauer Absuchung der beiden vorderen Quadranten findet man stets den Eingang in das Divertikel. Besteht zugleich eine diffuse Dilatation der Speiseröhre, dann kann die Auffindung der Schwelle große Schwierigkeiten bereiten. Die abgebogene Olive soll ja die ganze Zirkumferenz der Wandung absuchen. Es gehört aber große Übung dazu, in dem reichen Faltenwerk die Schwelle zu finden. Wir messen dann die Strecke von Schwelle zum Fundus und erhalten so die Länge des Divertikels. Die Untersuchung machen wir zweckmäßig hinter dem Röntgenschirm. Im Röntgenbild ist Form und Lage des Divertikels deutlich zu erkennen. Vorbedingung ist vorherige Reinspülung von Speiseröhre und Divertikel. Auch dürfen wir uns nicht auf eine einzige Durchleuchtung beschränken.

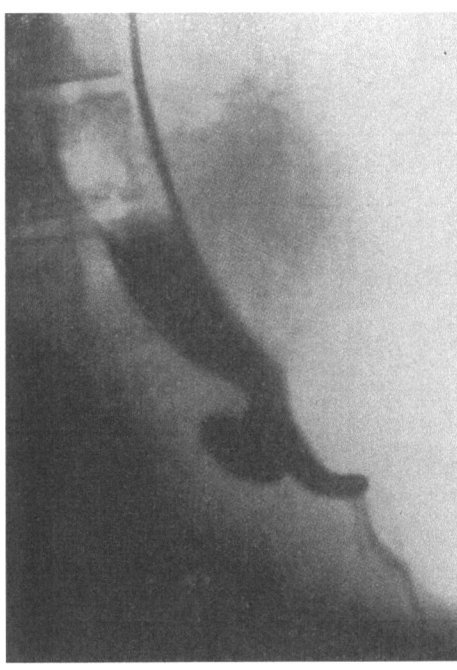

Abb. 37. Epikardiales subphrenisches Divertikel.

Der Fall (Abb. 38) wurde mir als kardiotonische Ösophagusdilatation zugeschickt. Die Aufnahme war so gemacht, daß sich Divertikel und dilatierte Speiseröhre deckten;

so schien der breite Schatten der erweiterten Speiseröhre anzugehören. Bei seitlicher Aufnahme ist aber das Divertikel unverkennbar.

In Zweifelsfällen empfehle ich, das Divertikel mittels der Divertikelhohlsonde zu füllen, dann ist eine Täuschung unmöglich. Das Divertikel hängt dann in der Luft. Lassen wir etwas mehr Kontrastflüssigkeit einlaufen, so daß dieselbe überläuft, dann erkennen wir im Röntgenbild auch die Schwelle. Oder aber wir führen die Divertikelsonde ins Divertikel und gehen mit einer Hg-gefüllten Sonde in den Magen.

Im Ösophagoskop macht die Auffindung der Schwelle nur Schwierigkeit bei gleichzeitiger diffuser Ösophagusdilatation. Da muß man eben zwischen den Schleimhautfalten suchen bis die Öffnung gefunden wird. Dies geschieht mitunter besser bei gefülltem Divertikel, da man dann am Austritt von weißem Kontrastbrei den Eingang leichter erkennt.

Gelingt es mit dem Tubus (keine dicken Rohre!) ins Innere zu gelangen, dann bekommt man das übliche Bild der Divertikel, (Schwellung, Verfärbung der Schleimhaut, Defekte). Um den

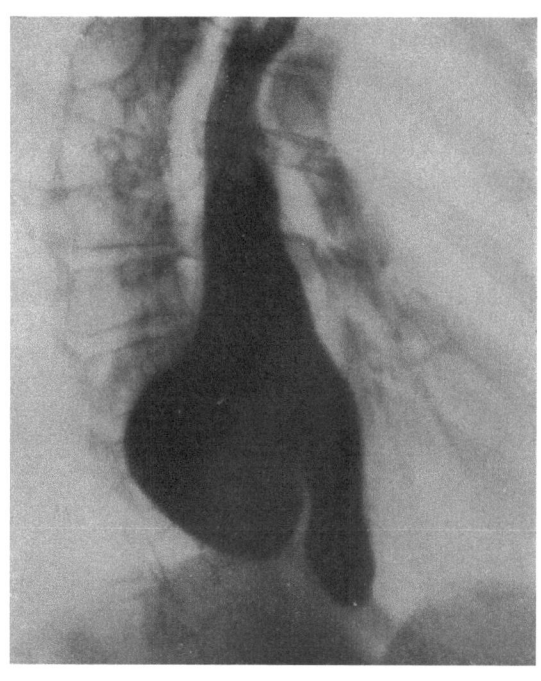

Abb. 38. Epiphrenales Divertikel. Geschickt als kardiotonische Dilatation.

Divertikelinhalt zu prüfen, stülpen wir einen dünnen Magenschlauch mit distaler Öffnung über die Divertikelsonde, ziehen diese zurück und lassen pressen, oder wir aspirieren mit der Spritze. Er ist meist übelriechend, keine freie HCl, keine Fermente, aber Milchsäure. Dabei entleeren sich auch Speiseteile von früheren Mahlzeiten.

So sind wir mit diesen Methoden über alles Wünschenswerte orientiert. Früher handelte es sich bei gleichzeitiger diffuser Dilatation darum, den Nachweis zweier getrennter Räume zu erbringen. RUMPEL u. a. haben zur Entscheidung sinnreiche Verfahren angegeben, die aber heute durch die Divertikelsonde überholt sind.

Die Therapie muß sich darauf beschränken, eine Vergrößerung des Divertikels zu verhüten, dasselbe möglichst leer zu halten und so womöglich eine Verkleinerung zu begünstigen. Die Größenzunahme kann in den Fällen, in denen gleichzeitig ein Hypertonus der Kardia mit Dilatation der Speiseröhre vorhanden ist, durch Beseitigung des Hypertonus erzielt und damit der Überdruck in der Speiseröhre verhütet werden. Zu diesem Zweck ist eine Sprengung oder Überdehnung der Kardia angebracht, wie sie im Kapitel „Kardiotonische Ösophagusdilatation" ausführlich beschrieben ist. Die Stauung in der Speiseröhre wird dadurch beseitigt.

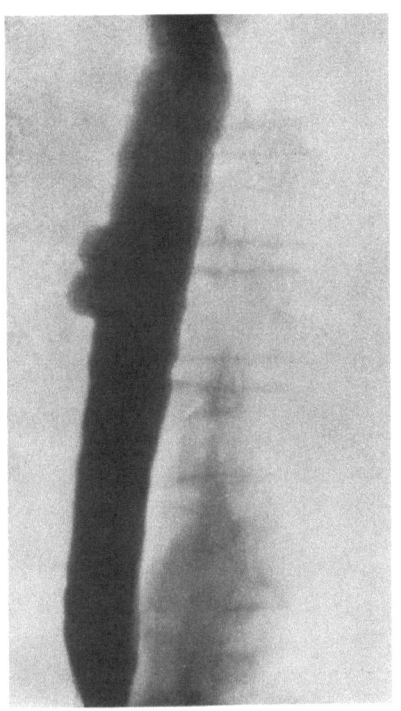

Abb. 39. BARSONYsches Divertikel.

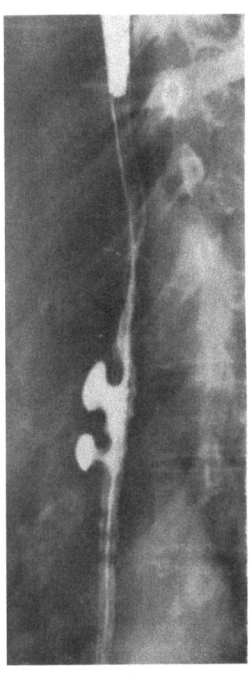
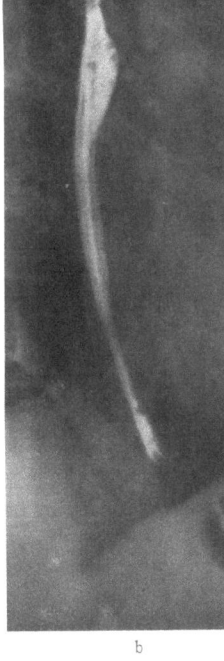

Abb. 40. BARSONYsches Divertikel. a) Zwei Divertikel. b) Derselbe wenige Minuten später.

Die Leerhaltung des Divertikels wird durch regelmäßige Spülung mit der Divertikelhohlsonde oder dünnem Schlauch erreicht. Sie wirkt mitunter Wunder. Kranke, die seit Jahr und Tag keine Stunde Ruhe hatten, fühlen sich nach der ersten Spülung für Tage absolut beschwerdefrei. Die Spülungen werden täglich vorgenommen, am besten abends. Die Wandung ist elastisch wie bei den ZENKERschen Divertikeln und zieht sich infolgedessen in leerem Zustande zusammen. Damit schwinden die direkten und indirekten Divertikelsymptome (Druck auf Nachbarschaft, Schmerz). Leider kann man diese Spülungen den Kranken nicht überlassen, sie sind nur von kundiger Hand auszuführen.

Dem Kranken können aber Hilfsmittel zur Entleerung angegeben werden, wie sie oben beschrieben sind.

ζ) BARSONYsche Divertikel

Hier soll noch eine Divertikelart erwähnt werden, auf die BARSONY zuerst aufmerksam gemacht hat. Es sind kleine hirsenkorn- bis kirschgroße Ausstülpungen der Ösophaguswand, meist im unteren Abschnitt. Auch sie

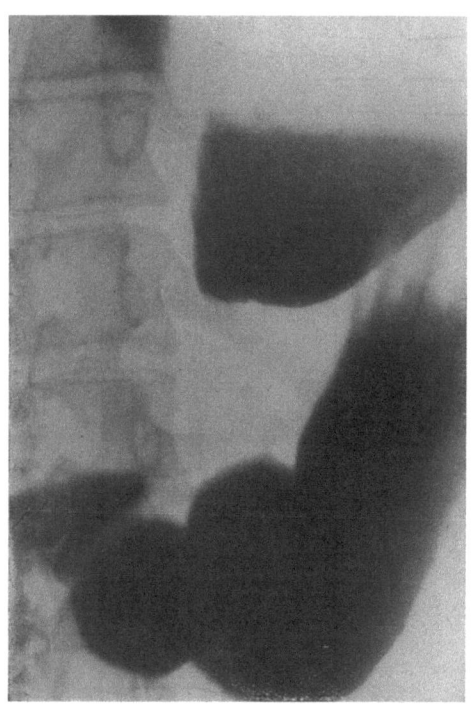
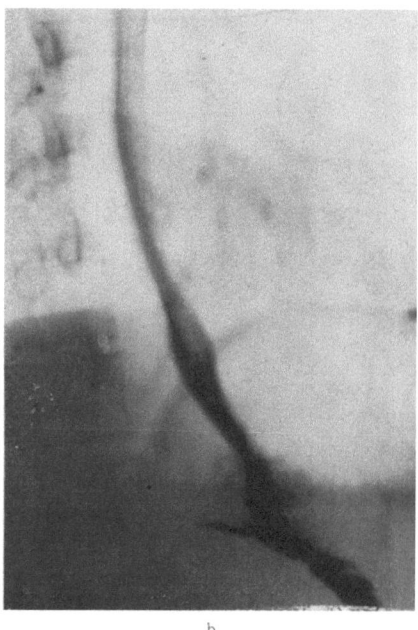

a b

Abb. 41. a) Epikardiales, subphrenisches Divertikel. b) Derselbe Fall mit Dilatator geheilt.

gehen von den beiden vorderen Quadranten aus. Sie sind nicht selten, meist Zufallsbefunde bei der Röntgenuntersuchung.

Charakteristisch ist, daß sie bei einer zweiten Untersuchung verschwunden sein können.

Am häufigsten finden sie sich bei Dilatation der Speiseröhre, also bei vermehrtem Innendruck durch eine Kardiastenose, aber auch in Fällen vermehrter Peristaltik. Ist der Innendruck durch Beseitigung der Kardiastenose aufgehoben, dann verschwinden diese Divertikel spurlos. Ich halte sie für kleine Schleimhauthernien, die durch präformierte Muskellücken hindurchschlüpfen (s. Abb. 39 und 40).

Die Möglichkeit, daß aus ihnen gelegentlich ösophageale Pulsionsdivertikel von Dauercharakter werden, erscheint mir nicht ausgeschlossen.

Noch sei auf ein Divertikel hingewiesen, das im Kardiagebiet beobachtet wird. Es sitzt **subphrenisch (epikardial)** und kann zu großen Säcken auswachsen. Die Speisen fallen zunächst in das Divertikel, können zu schwersten Einklemmungserscheinungen führen, werden wieder regurgitiert oder entleeren sich über eine Schwelle in den Magen. Ich habe mehrere solche Fälle gesehen, darunter ein junges Mädchen, das mehrere Jahre unter heftigsten Schlingstörungen und kolikartigen Schmerzen litt.

Die Behandlung hat sich auf Dilatierung der Schwelle, d. h. den Übergang vom Divertikel zum Magen zu richten.

In dem genannten Fall führte ich zunächst eine Divertikelsonde ins Divertikel. Nach einigem Probieren gelang es, den Eingang aus demselben in den Magen zu finden (Röntgenkontrolle!); nun schraubte ich den Dilatator an, führte ihn so weit vor, bis die zu dilatierenden Spangen in dieser Schwelle lagen. Sie wurden maximal gespreizt mit dem Erfolg, daß nicht nur der Schlingakt normal wurde, sondern auch der Divertikelsack auf einen kleinen Schlitz zurückging. Das Mädchen ist seit 8 Jahren geheilt und hat nie mehr irgendwelche Beschwerden gehabt. Mehrere kleine Divertikel habe ich auf dieselbe Weise geheilt (s. Abb. 41 a, b).

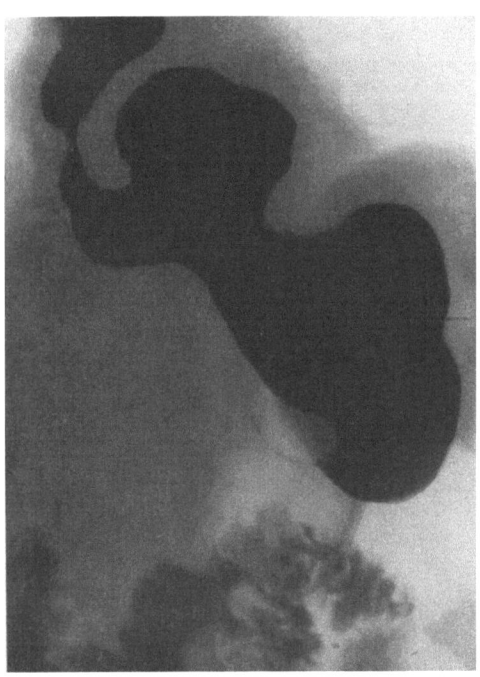

Abb. 42. Hiatushernie. Epiphrenale Glocke.
(Die Abbildung verdanke ich Prof. Dr. Holthusen, Hamburg).

In dieser Gegend gibt es auch rein **funktionelle** Divertikel, die bei der Röntgenuntersuchung zufällig gefunden werden. Bei einer zweiten Untersuchung können sie verschwunden sein. Man versuchte sie auch operativ anzugehen, allein bei der Laparatomie wurde nichts Krankhaftes gefunden, so auch in einem eigenen Fall.

Noch ein Wort zur

η) Hiatushernie

Ihr Vorkommen scheint regionär sehr verschieden zu sein. Bei uns in Süddeutschland ist sie eine Rarität, während sie im Norden nicht selten beobachtet wird (Berg, Ackerlund).

Sie wird hauptsächlich bei Pyknikern im 6. Jahrzehnt gefunden. Eine organische Lockerung der Fixation in der pars phrenica wird als Ursache angesehen. Der Ösophagus wurde aber auch als zu kurz befunden, was auf angeborene Anlage hindeuten würde (s. Bradyoesophagus). Meist wurde die Hernie ausgelöst durch einen plötzlichen starken abdominalen Druck, nach starken Hustenanfällen oder durch Trauma. Der untere subphrenische Speiseröhrenabschnitt, aber auch Teile des Magens steigen durch den erschlafften Zwerchfellschlitz nach oben in die Speiseröhre und erscheinen über dem Zwerchfell als epiphrenale Glocke (s. Abb. 42).

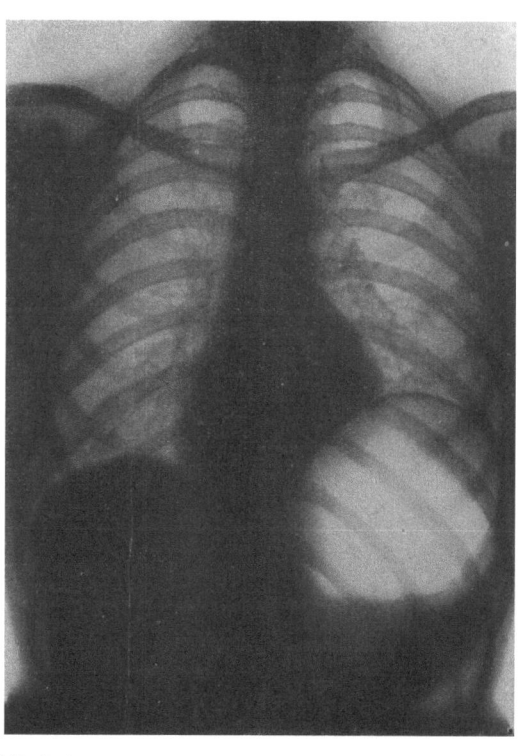

Der Zustand kann ganz symptomlos verlaufen und wird erst hinter dem Röntgenschirm zufällig entdeckt. In anderen Fällen bestehen Stenoseerscheinungen, Druck hinter dem Brustbein und Einklemmungserscheinungen. Diese Hernien neigen zu oft starken Blutungen.

Solange keine Verwachsungen die Hernie fixieren, ist sie nur in Bauch-, Rücken- oder Seitenlage darstellbar. Sie ist an dem rundlichen oder birnförmigen Schatten über dem Zwerchfell zu erkennen, in der der Ösophagus seitlich oder oben einmündet.

Abb. 43. Abknickung der subphrenischen Speiseröhre durch Blähmagen.

Der Winkel der anatomischen Kardia fehlt. In dem auf dem Zwerchfell ruhenden Schatten sind in der Reliefaufnahme Magenfalten zu erkennen. Bei Gasauffüllung des Magens füllt sich auch der untere thorakale Teil mit Gas.

Bei Leeraufnahme macht eine Luftblase hinter dem Herzen und über dem Zwerchfell auf eine Hernie aufmerksam.

Differentialdiagnostisch kommt nur das ösophageale tiefsitzende Pulsionsdivertikel in Frage. Allein wir sind heute mittels Divertikelsonde und Ösophagoskopie imstande mit Sicherheit diese zu diagnostizieren. Eine wirksame Therapie ist noch nicht bekannt.

Endlich sei noch auf eine Stenoseform im Kardiagebiet hingewiesen, die auf Abknickung des infradiaphragmatischen Anteils der Speiseröhre infolge ungewöhnlicher Gasansammlung im Magen beruht. Der Magen drängt das Zwerchfell so hoch, daß am Durchtritt desselben ein Verschluß entsteht, die Speisen in der Speiseröhre liegenbleiben und eine Stauungsdilatation erfolgt (vergl. Abb. 43).

Zur Zeit habe ich einen Pat. in Behandlung, der durch den Blähmagen (meist sind es Luftschlucker) schwer zu leiden hat. Die Speiseröhre ist hochgradig dilatiert nach Art der kardiotonischen Ösophagusdilatation. Die Therapie ist eine psychische. Vor der Mahlzeit ist mit dem Magenschlauch die Luft aus dem Magen zu entfernen s. Abb. 43).

b) Diffuse Erweiterung
Kardiotonische Ösophagusdilatation (STARCK)

Sie wurde in früheren Jahren für sehr selten gehalten, von namhaften Klinikern wurden Einzelfälle beschrieben auf Grund von Sektionsbefunden; im Leben konnte die Krankheit noch nicht diagnostiziert werden. Sie ist in der Literatur unter folgenden Bezeichnungen bekannt:

Spindelförmige Erweiterung des Ösophagus ohne nachweisbare Stenosenbildung (STRÜMPELL).

Spindelförmige Erweiterung der Speiseröhre (LUSCHKA).

Idiopathische Ösophaguserweiterung (JAFFÉ).

Paralytische (atonische) Dilatation des Ösophagus (ROSENHEIM).

Die kardiotonische Ösophagusdilatation ist vielleicht die praktisch bedeutsamste Speiseröhrenerkrankung, einmal da sie außerordentlich schwere Krankheitsbilder hervorruft, dann aber auch weil sie sich auf Jahrzehnte erstreckt. Ist das Krankheitsbild erst einmal besser bekannt, dann halte ich es für wahrscheinlich, daß es hinsichtlich der Häufigkeit an die erste Stelle unter den Speiseröhrenkrankheiten rückt. Ich selbst habe seit 1924 1371 Fälle behandelt. Die Krankenblätter der vorhergehenden 26 Jahre sind der Feindeinwirkung zum Opfer gefallen.

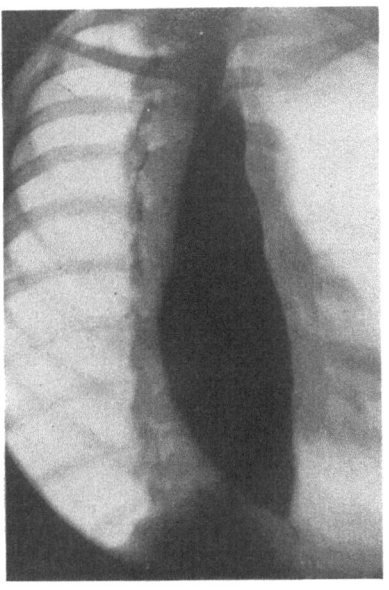

Abb. 44. Kardiotorische Ösophagus-Dilatation. Spindelform.

Anatomie

Vorausgeschickt sei, daß in Fällen, in denen ein Speiseröhrenleiden vermutet wird, es zweckmäßig ist, bei der Autopsie die gesamten Thoraxorgane im Zusammenhang herauszunehmen (s. o.). Nur dann bleibt der Ösophagus unversehrt und kann hinsichtlich Lage und Form überblickt werden.

In beginnenden Fällen von kardiotonischer Dilatation entspricht die Erweiterung einer Spindel mit größtem Umfang im zweiten Drittel, sie kann in seltenen Fällen auch einer oben und unten zugebundenen Wurst gleichen (s. Abb. 44).

Schon früh erhob sich eine Meinungsverschiedenheit über den unteren Beginn der Dilatation. Insbesondere die Hamburger Schule verlegte

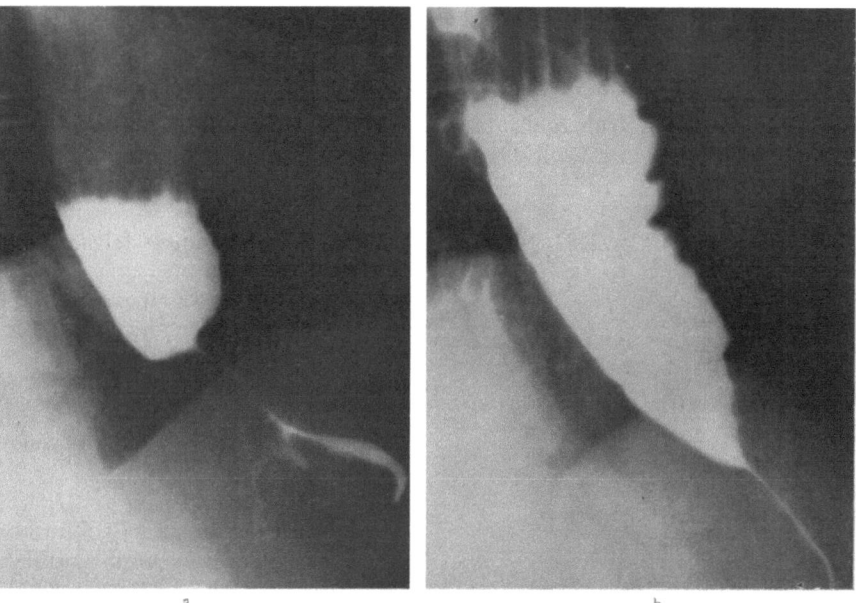

Abb. 45. a) Beginn der Dilatation einige Zentimeter oberhalb des Zwerchfelles.
b) Derselbe Fall, nach einigen Tagen aufgenommen. Beginn der Dilatation an der anatomischen Kardia.

denselben oberhalb des Zwerchfelles. Ich habe von jeher den Standpunkt vertreten, daß die Dilatation an der anatomischen Kardia, also etwa 3 cm unterhalb des Zwerchfelles einsetzt. In den drei ersten Fällen, die ich noch in den 90 Jahren gesehen habe und die den Hungertod starben, begann die Dilatation an der Kardia, ebenso in einem Falle von Tuberkulose der Speiseröhre (Abb. 44).

Ich verfüge aber über Hunderte von Röntgenbildern, in denen die Erweiterung ganz zweifellos unterhalb des Zwerchfelles beginnt, in anderen allerdings auch oberhalb. Dies unterschiedliche Verhalten erklärt sich aus der Höhe des hypertonischen Verschlusses im Kardiagebiet. In einem Fall beschränkt sich dieser Verschluß auf die Kardia, im anderen setzt er sich verschieden weit nach oben fort, dann scheint die Erweiterung erst höher oben zu beginnen. In Wirklichkeit aber ist die Dilatation nur durch die Kontraktion verdeckt. Vor kurzem hatte ich einen Fall in Behandlung (Abb. 45), in dessen Röntgenbild die Dilatation 4 cm über dem Zwerchfell begann, bei einer zweiten Aufnahme kurz nachher, genau an der Kardia. Damit dürfte diese Frage wohl geklärt sein.

Ist das Leiden erst einmal manifest geworden, dann schreitet es unaufhaltsam fort; aus der Spindelform wird eine zunehmende Erweiterung, die sich besonders im unteren Drittel geltend macht. So erreicht die Speiseröhre den Umfang eines Oberarmes und faßt 1 bis $1\frac{1}{2}$ l Inhalt. Der untere Abschnitt legt sich mehr und mehr auf das Zwerchfell und verläuft schließlich horizontal. Gleichzeitig verlängert sich die Speiseröhre, wird 30 bis 40 bis 52 cm lang; da sie aber im Ösophagusmund und (der Kardia) dem Zwerchfellschlitz zwei Punkta fixa hat, muß sie einknicken oder Schlingen- oder Spiralform annehmen.

Es kommen Speiseröhren zustande, die in riesigen Windungen den Brustkorb durchziehen und bis über $^2/_3$ desselben einnehmen. Eine weitere Komplikation kommt dadurch zustande, daß sich der auf dem Zwerchfell ruhende Abschnitt, der nach rechts ausgebuchteten Speiseröhre über den Zwerchfellabhang nach unten senkt. So entstehen riesige über faustgroße divertikelartige Säcke, deren Fundus weit unter die Kardia zu liegen kommt (s. Abb. 62). (Abb. 46 bis 54.)

Die Wandung der Speiseröhre ist in weitaus der Mehrzahl verdickt. An der Verdickung können alle Schichten der Wandung teilnehmen, so die Schleimhaut, die Submukosa und die Muskulatur. WANKE fand im untersten Speiseröhrenabschnitt ausgedehnte Zerstörungen, serös-entzündliche Veränderungen, die besonders auch die Muskulatur erfassen und die ,,zwangsläufig im Fortschreiten zum Zustand der Sklerose führen''. Von anderen Autoren wurde eine Hypertrophie der Muskulatur festgestellt, die $\frac{1}{2}$ cm und mehr betragen kann. Sie ist die Folge gesteigerter Tätigkeit. Nur in ganz seltenen Fällen ist die Wand verdünnt, die Muskulatur degeneriert und atrophisch.

Die Schleimhaut ist stets chronisch entzündet, verdickt, mit Leukoplakieen bedeckt und nicht selten oberflächlich ulzeriert. In der Umgebung fehlen selten entzündliche Prozesse des Mediastinums; in manchen Fällen ist die Speiseröhre in ein mediastinales schwieliges Gewebe eingebettet, in das auch der N. vagus eingezogen und seiner Funktion beraubt sein kann.

Die Kardia war meist bei der Sektion mit dem Finger gut durchgängig, selten kontrahiert. RIEDER konstatierte in zwei Fällen Degeneration von Ganglienzellen. Es wäre wünschenswert, daß in Zukunft bei Sektionsfällen der Kardia hinsichtlich ihres pathologischen Zustandes mehr Aufmerksamkeit gewidmet würde. Über Veränderungen in Frühfällen ist bis jetzt noch gar nichts bekannt.

Entstehung und Wesen

Das Problem der Pathogenese des sogenannten Kardiospasmus liegt einmal in der Art und in dem Zustandekommen des **krankhaften Kardiaverschlusses** und dann in der Frage der Entstehung der **Dilatation**. Drei Theorien suchen die Entstehung des Leidens zu erklären.

1. NETTER und ROSENHEIM sehen das Wesen der Krankheit in einer primären Atonie der Wandung.

NETTER sah als beweisend für seine Ansicht das Fehlen eines Hindernisses an der Kardia für die dicke Sonde an, das wechselnde Schluckvermögen, die leichte Passage für Flüssiges, die erschwerte für feste Speisen; ROSENHEIM führte vor allem die Schlaffheit der Wandung im ösophagoskopischen Bild auf primäre Atonie zurück und faßt entzündliche Prozesse der Schleimhaut und dadurch hervorgerufene Spasmen als Sekundärerscheinungen auf.

Der NETTERsche Fall wurde von dem Schrifttum als Paradigma der primären Atonie übernommen, bis ich nachweisen konnte, daß derselbe Fall schon lange vorher von BOAS als Typus des Kardiospasmus beschrieben war. Zunächst kann kein Fall, bei dem eine Wandhypertrophie gefunden wird, auf Atonie zurückgehen, denn der atonische Muskel hypertrophiert nicht, wohl aber kann eine hypertrophische Muskulatur später atrophieren.

Wir sind auch nicht imstande, im Ösophagoskop Atonie von Hypertrophie zu unterscheiden. Auch wenn die Muskulatur stark hypertrophiert ist,

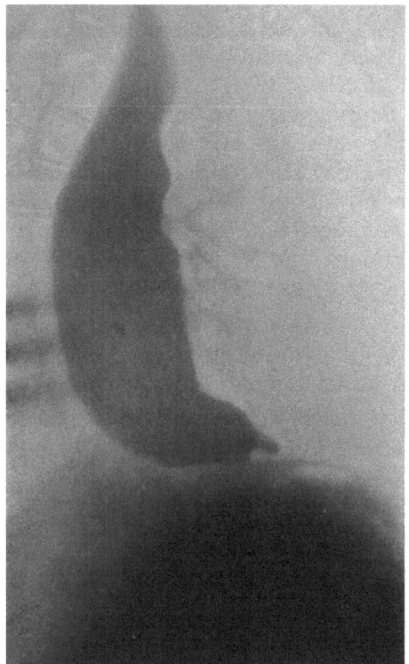
Abb. 46. Kardiotonische Ösophagus-Dilatation. Beginnende Ausbuchtung nach rechts.

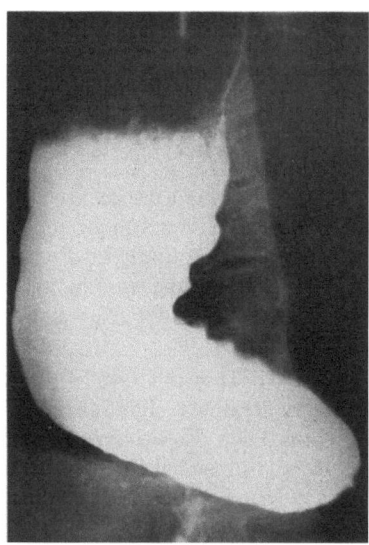
Abb. 47. Kardiotonische Ösophagus-Dilatation. Knick im unteren Drittel.

106   Spezieller Teil

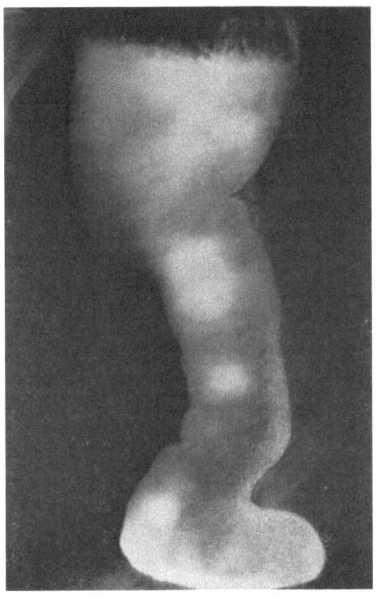 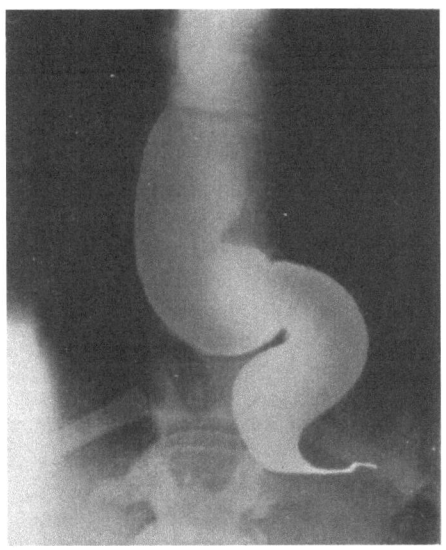

Abb. 48. Kardiotonische Ösophagus-Dilatation. Stiefelform. Unterster Abschnitt horizontal auf Zwerchfell. Kardiospasmus.

Abb. 49. Kardiotonische Ösophagus-Dilatation. Spiralform.

fällt die dilatierte Wandung über das Tubusende, und man muß Falte um Falte hochheben um zur Kardia zu gelangen, vorausgesetzt, daß die Wandung in der Umgebung nicht fixiert ist.

2. v. MIKULICZ sah das Wesen in einem Kardiospasmus, einem krampfhaften Verschluß des Mageneinganges. Hier muß der Begriff ,,Spasmus" näher definiert werden, um Mißverständnisse zu vermeiden. Für unsere praktischen Zwecke dürfen wir nur die absolute Kontraktion als Spasmus bezeichnen, als Zwischenstufen zwischen Erschlaffung und Krampf benennen wir Hypo- und Hypertonus. Wir definieren sonach den Kardiospasmus als wasserdichte Kontraktur der Kardia. Sie ist sehr häufig von heftigem Schmerz begleitet. Der Kardiospasmus kann nur intermittierend auftreten, andernfalls würde der Mensch verhungern. Prädilektionsstellen für den Spasmus bilden Ösophagusmund und Kardia. Er kann aber auch an jeder anderen Stelle auftreten. Stellt sich der Spasmus während des Schluckaktes ein, dann wird der Bissen fest umklammert, oft unter ,,krampfhaftem" Schmerz. Führen wir während eines Kardiakrampfes ein Sondeninstrument ein, dann findet es einen Halt, der auch durch Druck nicht überwunden wird (Gefahr der Perforation). Flüssiges wird auch in dünnem Strahl nicht durchgelassen. v. MIKULICZ sieht also das Wesen in einem Kardiospasmus, die Verdickung der Wandung faßt er als Arbeitshypertrophie und die Erweiterung der Speiseröhre als Stauungsdilatation auf. Folgendes spricht nun mit aller Sicherheit gegen Spasmus. Zunächst gibt es eine große Zahl von Fällen, bei denen

selbst in jahrelangem Verlauf keinerlei Schmerzphänomen aufgetreten ist. Was wir aber im Ösophagoskop sehen, ist kein krampfhafter Verschluß der Kardia. Die Kardia hat vielmehr ein normales Aussehen und bietet dem Vorschieben des Tubus nur geringen Widerstand.

Aber auch auf dem Röntgenschirm sehen wir keinen Spasmus; ist die Speiseröhre gefüllt, dann entleert sich Inhalt im dünnen Strahl, oft schubweise aus der erweiterten Speiseröhre. Nur gelegentlich kann man einen symptomatischen Spasmus sehen. Dann ist die Kardia absolut verschlossen, und selbst eine hohe Kontrastsäule ist nicht imstande, den Verschluß zu brechen (s. Abb. 47 und 48).

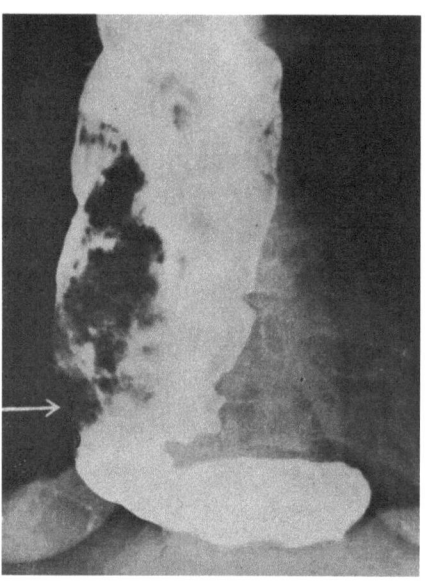

Abb. 50. Hochgradige Dilatation der Speiseröhre. Knick im untersten Abschnitt. Spasmus an Kardia.

Aber auch bei der täglichen Sondierung gelingt es nur ausnahmsweise, einen Spasmus zu erhaschen. Fast stets findet der dicke Magenschlauch sowie der Hg-Schlauch zunächst nur einen leichten Halt; ohne einen Druck auszuüben oder auch bei etwas Andrängen des Schlauches öffnet sich die Kardia und der Schlauch gleitet leicht, ohne daß man das Gefühl eines Umfassens desselben hat. Was hier der Schlauch zu überwinden hat, kann unmöglich ein Krampf sein.

Dasselbe Gefühl hat man auch mit den elastischen geknöpften Rüschsonden. Führt man dagegen bei echtem Kardiospasmus eine solche Sonde ein, dann hat man die Empfindung des elastischen Hindernisses. Die Sonde federt beim Loslassen zurück;

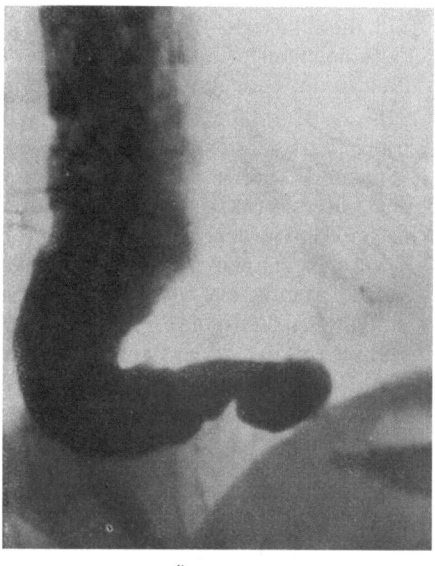

Abb. 51. Kardiotonische Ösophagus-Dilatation. Der unterste Abschnitt liegt horizontal auf dem Zwerchfell.

dasselbe geschieht mit dem Magenschlauch, falls er sich nicht nach oben umschlägt. Ein Spasmus gibt unter Druck nicht nach, im Gegenteil, er verstärkt sich unter dem Reiz der Sonde.

3. Innervationsstörung. FR. KRAUS berichtet über einen Fall des Wiener Rudolfspitals, bei dem der Verdacht auf Magenleiden durch Laparatomie nicht bestätigt wurde. Die Sondierung des Ösophagus ergab freie Passage. Sektionsbefund: Tuberkulose der Lungen. Ösophagus in der ganzen Länge erweitert. Längsmuskulatur verdickt. Kardia normal für den Finger durchgängig. Der linke Vagus platt, schlaff. Die mikroskopische Untersuchung ergab links nur vereinzelte erhaltene Bündel normaler Nervenfasern. Mehr als die Hälfte schien zu fehlen.

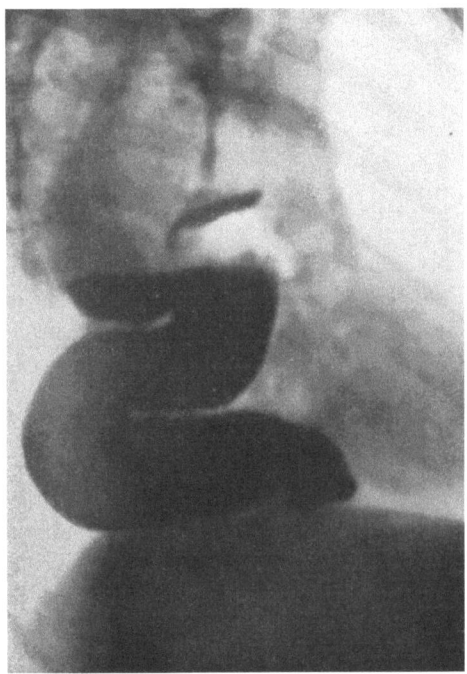

Abb. 52. Kardiotonische Ösophagus-Dilatation. Hochgradige Schlängelung durch den ganzen Thorax. Spasmus in Kardia. Heilung.

Zum erstenmal wurde also am Menschen als anatomisches Substrat eine Veränderung am motorischen Nerven der Speiseröhre gefunden. War der Vagusausfall die Ursache des Leidens, dann mußten ähnliche Vagusveränderungen auch in anderen Fällen gefunden werden.

In der Tat liegt nunmehr eine größere Zahl von Vagusdegenerationen vor. Ich habe bereits im Jahre 1904 einen Fall von Tuberkulose veröffentlicht, in dem die ganze Speiseröhre erheblich von der Kardia bis zum Ösophagusmund dilatiert war. Der Nervus vagus war vollkommen zerstört und in periösophageales Narbengewebe eingebettet (s. Abb. 55).

Die Frage des Einflusses des Nervus vagus auf die Funktion der Speiseröhre und speziell der Kardia wurde von zahlreichen Autoren im Tierexperiment studiert. Ich nenne die Namen CLAUDE BERNHARD, MELTZER, V. OPENCHOWSKI, KREHL, GOTTSTEIN und besonders RIEDER, ferner die japanische Schule von INADA. Ich selbst habe in den Jahren 1902 bis 1904 an einer großen Zahl von Hunden einseitige und doppelseitige Resektion des Vagus in verschiedener Höhe vorgenommen und deren Folgen im Ösophagoskop beobachtet, speziell hinsichtlich der Genese des sogenannten Kardiospasmus.

Hier sei nur das Gesicherte aus den sich vielfach widersprechenden Ergebnissen hervorgehoben.

Danach führt der Vagus kontrahierende und dilatierende Fasern. Der normale Verschluß der Kardia ist das Resultat zweier entgegengesetzter Kräfte, einer kontrahierenden und einer erschlaffenden. Die erste ist in der Kardia selbst gelegen. Die erschlaffende erhält ihre Impulse vom Vagus bzw. dessen Zentrum in der Medulla oblongata.

Die Kardia besitzt vermöge des intramuralen Gangliensystems (GREVING) eine autonome Kontraktionskraft. Ausgeschnitten kontrahiert sie sich. Beim Vagusausfall bleibt die Kardia auch während des Schluckaktes geschlossen (MELTZER). Der Öffnungsreflex fehlt. Dieser Zustand ist aber kein Krampf. Zugleich wird durch Vagusausfall der Tonus der Speiseröhrenwand aufgehoben.

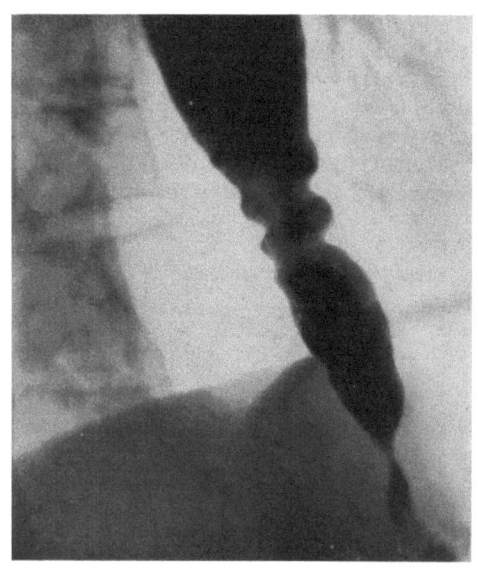

Abb. 53. Peristaltik bei kardiotonischer Ösophagus-Dilatation.

Feste Speisen bleiben den Tieren infolgedessen im Ösophagus liegen. Allmählich erholen sie sich aber, so daß nach Monaten der Schluckakt wieder vonstatten geht. Wesentlich ist, daß mit allen diesen Experimenten niemals ein Kardiospasmus zu erzielen war. Stets befand sich die Kardia nur in einem Verschlußzustand, der vom normalen nur wenig abwich. Sie öffnete sich beim Schluckakt auf den Nahrungsreiz nicht mehr, ließ aber das Ösophagoskop nach nur geringem Andrängen leicht durch.

Im Ösophagoskop konnte ich auch eine geringe Erweiterung der Speiseröhre feststellen, während RIEDER, der seine Hunde länger am Leben ließ, erhebliche Dilatation konstatierte. RIEDER beobachtete auch später Peristaltik, wenn beide Vagusstränge intrathorakal durchtrennt waren.

Wir sehen somit im Tierexperiment nach Vagusversuchen ähnliche Verhältnisse wie bei der kardio-

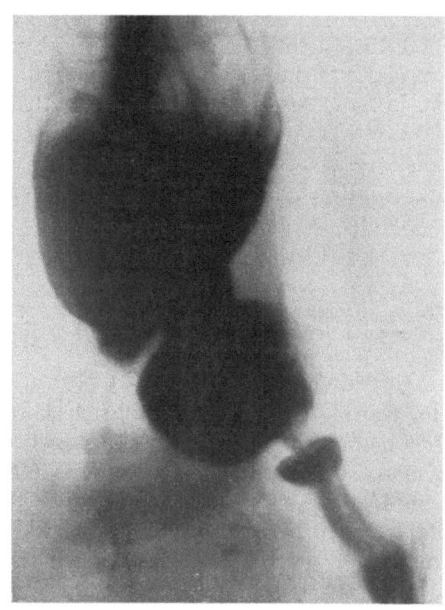

Abb. 54. Peristaltik bei kardiotonischer Ösophagus-Dilatation.

tonischen Dilatation: Liegenbleiben der Bissen oberhalb der Kardia, leichter Verschluß der Kardia, Öffnung derselben zu schubweisem Durchlaß der Speisen (besser Flüssigkeit als Festes). Auftreten einer Dilatation und dann Peristaltik.

Der Sympathikus ist experimentell viel schwieriger anzugehen. Es ist fast unmöglich ihn isoliert zu prüfen, da seine Ästchen vielfach mit Gefäßen und mit den Vagusfasern zusammen zur Speiseröhre laufen. Die Ergebnisse der zahlreichen Tierversuche sind so widersprechend, daß sie für die Klärung unserer Fragen nicht zu verwerten sind.

Wir sind sonach zur Überzeugung gekommen, daß das Krankheitsbild der kardiotonischen Ösophagusdilatation auf den Ausfall des Vagus zurückzuführen ist, in manchen Fällen auf Grund einer anatomischen Veränderung desselben. Unter Benützung der gleichen Bahnen tritt das Leiden auch als Organneurose in Erscheinung. In weitaus der Mehrzahl der Fälle ist es funktioneller Natur.

Wie ist die Dilatation zu erklären? v. MIKULICZ und viele andere Autoren sehen sie als reine Stauungsektasie an. Dagegen spricht die Tatsache, daß die Speiseröhre von Anfang an in ihrer ganzen Länge dilatiert ist, während über sonstigen Stenosen zunächst nur der darüber liegende Abschnitt, etwa in Birnform, sich erweitert. Ich glaube deshalb, daß die diffuse Erweiterung auf den Ausfall des Vagus zurückzuführen ist. Die Wandung erschlafft in ihrer ganzen Länge, zumindest so lange, bis das intramurale Gangliensystem in Kraft tritt, eine starke Peristaltik einsetzt und die Muskulatur gekräftigt und hypertrophisch wird. Im weiteren Verlauf kommt dann noch die Stauung hinzu; dann sehen wir die größte Weite im unteren Abschnitt, die riesigen Ausbuchtungen und Säcke. Einwandfrei ist diese Frage noch nicht geklärt.

Die Hypertrophie der Ösophaguswand beruht auf vermehrter Arbeit, deren Ausdruck im Röntgenbild als Peristaltik zu erkennen ist. Sie wird zweifellos ebenfalls vom intramuralen Gangliensystem ausgelöst und kann in zahlreichen Wellen vom Ösophagusmund bis zur Kardia verlaufen. Mitunter ist sie so stark, daß die Speiseröhre tief eingefurcht, ja selbst in zwei Teile geteilt wird (s. Abb. 17, 18, 53, 54). Diese Peristaltik sehen wir auch im Ösophagoskop bei leerer Speiseröhre.

Über das Wesen und die Pathogenese des Krankheitsbildes haben wir folgende Vorstellung: Die Kardia ist in Ruhe geschlossen. Der Tonus liegt in der Mitte zwischen Krampf und Erschlaffung. Die Regulierung erfolgt durch den Vagus (Sympathikus), der kontrahierende und erschlaffende Fasern führt, sowie durch den intramuralen Plexus, der seine Impulse vom Vagus erhält, beim Ausfall dieser aber autonom funktioniert. Beim Schluckakt öffnet sich die Kardia reflektorisch durch einen Reiz, der von der Rachenschleimhaut über die Medulla oblongata durch den Vagus geht und ferner durch einen Reiz der von der Ösophaguswandung durch festen Inhalt ausgelöst wird. Aus irgendeiner anatomischen (Vagus-Kernerkrankung) oder funktionell nervösen Ursache (etwa Kardiospasmus) kommt es zu einem Ausfall der erschlaffenden Komponente. Die des regulierenden Einflusses des Vagus entbehrende Kardia, nunmehr zügellos geworden, ist jetzt dem intramuralen System überlassen. Die kontrahierende Komponente überwiegt, die Kardia ist beim ankommenden Bissen verschlossen, der Öffnungsreflex ist ausgeblieben. Der Verschluß entspricht demjenigen des Ruhezustandes, oder ist hypertonisch.

Zunächst wird der Verschluß durch die von der Ösophaguswandung ausgehende Peristaltik überwunden; allmählich mit zunehmender Dilatation versagt diese Kraft, und nun öffnet sich die Kardia nur noch unter dem Druck der Speisemasse, die auf ihr lastet.

In diesem, sagen wir vaguslosen Zustand, neigt die Kardia zur Kontraktion, ist aber überhaupt von einer mimosenhaften Empfindlichkeit, reagiert auf alle möglichen mechanischen, psychischen und endogenen Reize. Sie neigt vor allem zu Tonusschwankungen, die wir bei der Sondierung, im Ösophagoskop und am Röntgenschirm finden.

So neigt sie auch zu Spasmen, die der eigentlichen Krankheit lange Zeit intermittierend vorausgehen können. Der Spasmus ist aber auch der Ausdruck der Reizbarkeit der ungezügelten Kardia und tritt dann im Verlauf der Krankheit als Symptom auf. Er kann aber auch bei jahrzehntelangem Leiden vollkommen fehlen.

Die Dilatation ist bei Vagusausfall als Folge der primären Wanderschlaffung aufzufassen. Dazu gesellt sich später eine Stauungsektasie. Die Hypertrophie beruht auf einer vom intramuralen Plexus ausgelösten Peristaltik (Arbeitshypertrophie).

Die kardiotonische Dilatation ist eine Organneurose. In der Mehrzahl der Fälle handelt es sich um ein rein funktionelles Leiden. Der psychogene Charakter läßt sich am sinnfälligsten an den plötzlich beginnenden, insbesondere mit einem Ösophago- oder Kardiospasmus einsetzenden Fällen erkennen. Häufig ist der Boden bereits durch eine allgemeine Neurose vorbereitet.

Aus der allgemeinen Neurose heben sich nun Symptome hervor, die deutlich und vorwiegend auf eine Dysharmonie im autonomen und sympathischen Nervensystem hinweisen. So wurde mehrfach die Bradykardie beobachtet (HEYROWSKI, KAUFMANN, KIENBÖCK, SCHÜTZE, STARCK u. a.) ferner Dermografismus, Hyperhydrosis, respiratorische Arrhythmie.

Ich möchte auch auf die ganz abnorme Schleimabsonderung hinweisen, die oft im Beginn der Krankheit auftritt. Sie trägt den Charakter des Frühsymptoms und kann so stark sein, daß sie das vorherrschende Symptom bildet. ,,Ich ersticke im Schleim", sagte mir eine Patientin. Ich deute sie als vegetativ bedingte Sekretionsstörung. Von den verschiedensten Autoren wurde neben dem Kardiospasmus echtes Asthma bronchiale beobachtet, so von LINDVALL, SCÖLLERY, v. BERGMANN, STARCK.

Ich hatte einen an schwerstem Asthma leidenden Herrn mit kardiotonischer Dilatation in Behandlung; seine Tochter litt an Vaginismus.

So bildet der Verschluß der Kardia die Resultante zweier kontrahierender Komponenten. Die eine ist in dem Ausfall des Öffnungsreflexes gelegen, die Kardia befindet sich im Zustand leichter Kontraktion, entspricht etwa dem normalen Verschluß, nur öffnet sie sich nicht beim Herannahen der Bissen. Dazu gesellt sich ein zweites vom intramuralen Gangliensystem ausgehendes kontrahierendes Moment. Durch diese Summation entsteht ein Hypertonus aber kein Spasmus. Ich bezeichne deshalb das Leiden als kardiotonische Ösophagusdilatation. Da aber eine Bezeichnung, die sich in der Literatur eingebürgert hat, wie Kardiospasmus, nicht mehr auszurotten ist, auch wenn sie einwandfrei als falsch nachgewiesen ist, setzte ich hinzu ,,sog. Kardiospasmus''.

Ätiologie

Das Leiden kommt angeboren und im frühesten Kindesalter vor. Ich hatte Kinder von 2½ und 3 Monaten in Behandlung, im ganzen 26 Fälle unter 14 Jahren, meist war es angeboren. In spärlichen Fällen sah ich neben der kardiotonischen Dilatation eine ausgesprochene HIRSCHSPRUNGsche Krankheit. Die Speiseröhrenerweiterung war angeboren. Ich bin aber kein Kinderarzt. Ich habe 1936 bei 45 Kinderkliniken und Kinderabteilungen von großen Krankenhäusern eine Umfrage gestellt, wie häufig das Leiden angeboren vorkommt. Unter 42 Antworten fanden sich nur drei Fälle angeborener Krankheit. Ich bin aber der festen Überzeugung, daß die Krankheit im Säuglingsalter und frühesten Kindesalter nicht erkannt wird, denn unter den 1371 Fällen von kardiotonischer Ösophagusdilatation, die ich seit 1924 behandelt habe, finde ich eine große Anzahl, bei denen der Ursprung des Leidens ins frühe Kindesalter reicht. Es wurde aber in seiner Natur verkannt ,,Nervöses Speien'', ,,Ösophagospasmus'' wurde angenommen; mit etwa 14 Jahren entgleiten aber diese Kinder der Hand des Kinderarztes und ihr weiteres Schicksal bleibt ihm unbekannt. Es ist aber auch auffallend, wie wenig den Kinderärzten die Speiseröhre liegt. In modernen Lehrbüchern von 800 Seiten und mehr sind der Speiseröhre ein bis drei Seiten gewidmet. Um die Bedeutungslosigkeit zu kennzeichnen, ist das meiste kleingedruckt. Die kardiotonische Speiseröhrendilatation ist noch unbekannt, sie wird wie vor 20 Jahren noch als Kardiospasmus mit wenigen Zeilen abgetan. Dementsprechend wird die einzig wirksame Behandlung mit dem Kardiadilatator, wenn überhaupt, nur ganz selten erwähnt.

In wenigen Fällen sah ich das Leiden auch familiär auftreten, und zwar erkrankte zunächst ein Kind; nach einiger Zeit (Monaten, einem Jahr) auch die Mutter. Es handelt sich dabei um eine psychische Infektion. Die Behandlung der Mutter ist die gleiche wie beim Kind.

Die Ätiologie dieser Frühfälle ist noch ganz ungeklärt. Ob es sich in den angeborenen Fällen um interkranielle Geburtstraumen handelt, ob bei kleinen Kindern mediastinale Entzündungen (Tuberkulose, Lymphdrüsen) eine Rolle spielen, die den Vagus schädigen, ist noch nicht erwiesen. Autopsiebefunde fehlen. Sicher ist, daß bei älteren Kindern bereits psychische Momente (Erregungen, Schreck usw.) eine ätiologische Rolle spielen können.

In einer großen Zahl von Fällen geht der Beginn auf die Zeit der Pubertät zurück, woraus wohl ein Schluß auf endokrine ätiologische Einflüsse gestattet ist.

In der Mehrzahl der Fälle fällt der Beginn ins 3. bis 4. Jahrzehnt, ich habe aber auch Fälle, die erst nach dem 60. und selbst 70. Jahre erkrankten.

Über die Ätiologie ist folgendes zu sagen.

1. Nicht selten ist keinerlei Ursache nachzuweisen. Ganz allmählich stellt sich ein Druck im Epigastrium beim oder nach dem Essen ein. Die Diagnose wird auf Magenleiden, Magenkatarrh gestellt; es wird darauf behandelt, bis nach Jahr und Tag eine Röntgenaufnahme eine große Dilatation der Speiseröhre ergibt.

2. Plötzlich aus voller Gesundheit bleibt ein großer Bissen, oft ein Apfelstück, in der Speiseröhre stecken. Unter Pressen oder bei Nachtrinken von Flüssigkeit wird er nach oben herausgewürgt oder in den Magen gedrückt. Dies wiederholt sich nach Tagen oder Wochen, dann wird es immer häufiger; auch gewöhnliche Bissen bleiben stecken, und schließlich passiert kein Essen mehr anstandslos. Schleimbeschwerden stellen sich ein, zum Essen müssen große Mengen von Flüssigkeit genommen werden um die Speiseröhre zu entleeren.

3. Ein heftiger Krampf am Ösophagusmund oder an der Kardia leitet das Leiden ein. Solche Spasmen können der eigentlichen Krankheit lange vorausgehen, (bei einem meiner Kranken 2 Jahre), bis die ersten Schlingbeschwerden auftreten, die sich dann ganz auf die Kardia beschränken.

Die Spasmen können vollständig verschwinden und bei jahrelanger Krankheit nie wiederkehren.

Die Symptome der kardiotonischen Dilatation stellen sich aber dann mit aller Deutlichkeit ein.

4. Weitaus die Mehrzahl aller Fälle von kardiotonischer Dilatation haben eine psychische Ursache. Schreck, Ekel, Traumen, allgemeine seelische Erregungen können die ersten Störungen beim Schluckakt auslösen. Ich verfüge über mehrere hundert Fälle, in denen unmittelbar nach solchen psychischen Störungen die ersten Schlingbeschwerden auftraten. 1932 habe ich an Hand von zahlreichen Beispielen auf den Einfluß von Kriegserlebnissen aufmerksam gemacht.

So erlitt ein Fahrer in Polen eine Autopanne, Werkzeuge fehlten ihm. Er versuchte sie aus einem zerschossenen russischen Panzerwagen zu gewinnen. Als er dessen Türe öffnete, fiel ihm ein halbverfaulter Russe entgegen. Der Gestank war so furchtbar, daß ihn der Ekel nicht mehr verließ. Als er den ersten Bissen essen wollte, blieb dieser in der Speiseröhre stecken. Daran schloß sich ein schweres Bild der kardiotonischen Ösophagusdilatation.

Ein anderer zog mit den ersten Truppen in Warschau ein. Die Straßen lagen voller Leichen. Sie wurden zusammengeschaufelt, mit leicht brennbarer Flüssigkeit übergossen und angezündet. Die Luft war so verpestet, daß er aus Ekel mehrere Tage nichts essen konnte; als er schließlich den ersten Bissen versuchte, blieb er vor dem Mageneingang stecken. Nach vielen Irrfahrten durch Lazarette kam er mit voll ausgebildetem Krankheitsbild zu mir.

5. VON BERGMANN wies auf den innigen Zusammenhang von Magenulkus und Hyperchlorhydrie mit sog. Kardiospasmus hin. Ich habe in einer Dr.-Arbeit von Frl. ELIS. OPITZ 1937 (Arch. Verd. Krkh. 61) an 151 Fällen die Frage prüfen lassen. Wir fanden 31mal eine Hyperchlorhydrie resp. Achlorhydrie, während in den übrigen Fällen die Säureverhältnisse normal waren. 30mal fehlte die Salzsäure vollkommen. Nur in sieben Fällen konnte ein Ulkus festgestellt werden. Ich glaube deshalb, daß zwischen Hyperchlorhydrie und Ulkus keine ätiologische Beziehung zum sog. Kardiospasmus besteht.

Hier soll noch erwähnt werden, daß auch das Ulcus oesophagi pepticum oder Narben auf Grund eines solchen Dilatation verursachen kann (vgl. Kapitel Ulkus). Daran muß gedacht werden, wenn die Dilatation nur den Abschnitt direkt oberhalb der Stenose (Birnform) erfaßt, denn niemals wird durch ein Ulkus die ganze Speiseröhre dilatiert.

Auch pathologische Veränderungen in der Umgebung der Speiseröhre können eine ätiologische Rolle spielen, worauf FROMME besonders aufmerksam macht. Die Frage ist aber noch nicht geklärt, sofern nicht der Vagus einbezogen ist.

Symptomatologie

Das erste Symptom ist mitunter eine hochgradige Schleimbildung. Bald ist es ein schneeweißer Schaum, der in den Mund hochkommt und ausgespuckt wird, oder auch mit dem Kehlkopfspiegel in den Sinus pyriformes und den Valleculae sichtbar wird, bald ist es ein zäher, mit Speiseteilen vermischter Schleim, der ganz unvermutet besonders nachts hoch kommt und die Kranken sehr belästigt.

Bald treten in den Vordergrund Stenoseerscheinungen im Kardiagebiet. Bei jedem Essen wird ein Druckgefühl im Epigastrium empfunden, das verschwindet, wenn etwas nachgetrunken wird. Nun hat der Kranke das deutliche Gefühl, daß einzelne oder mehrere Bissen stecken bleiben. Er kann nicht weiter essen, bevor sich dieselben in den Magen oder durch Regurgitieren nach oben entleert haben. Immer größere Mengen bleiben stecken und die Speisesäule im Ösophagus wächst. Nach geduldigem Zuwarten oder nach Einnahme einer größeren Menge Flüssigkeit hat er nun plötzlich das Gefühl, als gehe ein Schieber oder eine Klappe auf; damit rutscht ein Teil in den Magen unter dem Gefühl der Erleichterung. Ist der Hypertonus der Kardia aber sehr stark, dann füllt sich die Speiseröhre immer mehr, es stellt sich Oppression, Herzklopfen, Atemnot, Schweißausbruch ein, heftige Schmerzen nach Art der Angina pectoris, die den Brustkorb umschnüren, hinter dem Brustbein nach oben ziehen, und in die Kiefern, Zähne und bis in die Ohren ausstrahlen. Solche Fälle wurden mehrfach als echte Angina pectoris oder als Cholelithiasis gedeutet, bis meist durch eine Röntgenuntersuchung der wahre Charakter des Leidens erkannt wurde.

Die Entleerung der Speiseröhre bildet die Hauptsorge der Kranken. Sie wenden alle möglichen Kunstgriffe an und sind darin sehr erfinderisch. Am häufigsten werden nach einigen Bissen die Arme senkrecht in die Höhe gestreckt; andere recken den Hals hoch, werfen den Kopf nach hinten, wodurch die Speiseröhre angespannt wird. Wieder andere machen tiefe In- und Expiration, sie setzen die Bauchmuskulatur in Tätigkeit, drängen das Zwerchfell hoch. Einer meiner Patienten konnte nur die Speiseröhre entleeren in einem Zimmer, in dem ein Schrank stand. Er hing sich rücklings mit den Armen auf und ließ sich heruntersacken, wobei sich jeweils ein Schluck in den Magen entleerte. Eine Dame beförderte nur durch Tanzen den Inhalt. Sie nahm einige Bissen, tanzte, aß wieder, tanzte und so fort bis das Essen beendet war, wozu sie 1 bis $1\frac{1}{2}$ Stunden benötigte.

Viele können nur im Stehen essen, im Sitzen geht nichts durch. Wieder andere müssen liegen, bald auf dem Rücken, bald rechts, bald links und selbst auf dem Bauch. Sehr häufig kann nicht in Gegenwart anderer gegessen werden; sobald sie sich beobachtet fühlen, ist das Essen unmöglich. Ja, selbst die Mutter kann nicht am Tisch mit den Kindern essen. Ein Hamburger Großkaufmann, der ein großes Haus führte und viele Gesellschaften gab, mußte, wenn es ans Diner oder Souper ging, stets in einem Nebenzimmer unter dauerndem Auf- und Abgehen Kekse knabbern, bis die Tafel aufgehoben war. Daß solche Kranken auch niemals im Hotel oder Restaurant essen können, ist verständlich.

Häufig müssen große Flüssigkeitsmengen. (Milch, Kaffee, bis zu drei Fl. Bier) getrunken werden; besonders CO_2-haltige Wasser werden gerühmt und sind sehr beliebt. Manche brauchen Stunden zu einer Mahlzeit und werden doch nicht satt. Ist die Dilatation einigermaßen angewachsen, dann wird die Speiseröhre überhaupt nicht mehr leer. Im Röntgenbild findet sich dann stets eine Speisesäule von 6 bis 8 cm und mehr. Solche Kranke sind nicht sicher vor einer unwillkürlichen Entleerung. Die Nachtruhe ist infolge des Überlaufens der Speisereste in den Kehlkopf durch ständiges Husten gestört, und manche können überhaupt nicht mehr im Bett liegen; sie bringen die Nacht in einem Sessel zu.

Hinsichtlich der besseren oder schlechteren Gleitbarkeit der Speisen besteht nun keinerlei Regel; die einen schlucken Flüssigkeit besser, die anderen Festes, die einen Kaltes und wieder andere Heißes, die einen

Süßes, andere Saures. Ganz schlecht passiert rohes Obst, besonders Äpfel, (sie sind der größte Feind der Speiseröhre), Salatblätter finden sich häufig im Spülwasser, sie kleben an den schleimbedeckten Wänden. Salat darf nur genossen werden, wenn reichlich Öl vorhanden ist. Auch Schnittbohnen sind wegen der Fäden nicht geeignet, ferner zähes, faseriges Fleisch. Alles muß gut gekaut und eingespeichelt werden. Der Speichel wird beim Kauen abgesondert. Er ist das beste Gleitmittel; keine Fabrik stellt ein so gutes Gleitmittel her wie die Fabrik ,,Mensch". Zu diesen Schlingbeschwerden gesellen sich in manchen Fällen Krämpfe im Kardiagebiet, aber auch im ganzen Verlauf der Speiseröhre, unabhängig von der Nahrungsaufnahme, häufig nachts. Sie können so heftig auftreten, daß der Kranke sie fürchtet wie den Tod. Sie halten verschieden lange an, Minuten bis Stunden. Bei einem meiner Patienten hielt der Krampf 3 Tage lang an, während deren er keinen Tropfen Flüssigkeit zu sich nehmen konnte, bis der Krampf durch Morphium gelöst wurde. In einem anderen Fall setzte der Krampf bei eingeführtem Schlauch ein. Er war so heftig, daß der Schlauch mit aller Gewalt nicht entfernt werden konnte. Erst nach 2 Stunden löste er sich (s. unter Spasmus).

Der Spasmus gehört aber nicht zu den regelmäßigen Symptomen der kardiotonischen Dilatation. Er kann bei 10 bis 20 Jahre langem Leiden ganz ausbleiben und ist nur als gelegentliches Symptom zu werten.

Es ist verständlich, welch bejammernswertes Dasein diese Kranken führen, die bei jedem Essen Qualen auszustehen haben, sie kommen seelisch und körperlich immer mehr herunter und viele magern zum Skelett ab. Für sie hat das Leben jeden Wert verloren, und wie schon erwähnt, hatte ich mehrere Kranke, die vergebliche Suizidversuche gemacht haben.

Allerdings sind Fälle auch nicht selten, in denen die Beschwerden kein großes Ausmaß annehmen. Es sind Kranke, welche ihre gefüllte Speiseröhre leicht entleeren und gleich wieder nachessen können. Sie bleiben auch nach Jahren in gutem Aussehen und Ernährungszustand.

Untersuchung

Wir untersuchen, wie jede Speiseröhrenkrankheit, mit dem dicken ovalen Magenschlauch. Schon nach Überschreiten des Ösophagusmundes entleert sich oft ein Strahl unverdauter Speisereste, in zähen Schleim gehüllt. Der Schlauch läßt sich dann leicht bis zur Kardia vorschieben. Hier findet er einen Stopp. Nach etwas Zuwarten, evtl. auch leichtem Andrängen gelangt er in den Magen. Was sich nun aus dem Magen entleert ist ganz verschieden von dem Inhalt der Speiseröhre. Für letzteren ist charakteristisch in zähen Schleim eingehüllter völlig unverdauter Inhalt. Er enthält keine Salzsäure, keine Fermente, während im Mageninhalt, etwa bei Katarrh, der Schleim innig vermischt ist mit angedauten Speisen. Fermente sind vorhanden und meist auch HCl. Filtrieren wir den Speiseröhreninhalt, dann ist das Filtrat glockenklar, dasjenige des Magens stets trüb.

Mitunter ist der Kardiaverschluß stärker und der Schlauch bleibt stecken. Nun führen wir den ovalen Hg-Schlauch ein (Umfang etwa 7 cm); kurzer Stopp, dann fällt er meist durch Eigengewicht, evtl. nach leichtem Andrängen, in den Magen. Jeder Druck ist aber zu vermeiden.

Mißlingt die Einführung in den Magen, dann nehmen wir die Divertikelsonde zur Hand und es kann gelingen dieselbe nach einigem Suchen durch die Kardia zu führen.

Gelingt es weder mit Magenschlauch noch mit Hg-Schlauch/oder Divertikelsonde die Kardia zu überwinden, dann bestehen drei Möglichkeiten. Zufällig kann ein Kardiospasmus vorliegen, oder aber die Schläuche fangen sich in einer divertikelartigen Ausbuchtung des unteren Speiseröhrenabschnittes. Auch kommt es vor, daß der Magenschlauch sich nach oben umschlägt (s. Abb. 4).

Jeder Druck ist zu vermeiden, besonders mit dem Hg-Schlauch. Die Ösophaguswandung kann ja auch papierdünn sein und eine Perforation ist rasch geschehen.

Nun nehmen wir den Kranken hinter den Röntgenschirm. Wir kontrollieren Form und Verlauf der Speiseröhre, insbesondere den unteren Abschnitt, stellen die Lage der Kardia fest und versuchen nun mit Schlauch, Hg-gefüllten Sonden oder der Divertikelsonde in den Magen zu gelangen. Mitunter ist dazu eine Lageveränderung, Rücken-, Seitenlage, notwendig.

Mittels der Ösophagoskopie übersehen wir das Verhalten der Schleimhaut, die Lage der Kardia, die Art ihres Verschlusses, Säcke und Ausbuchtungen.

Vorbedingung für Röntgenaufnahme und Ösophagoskopie ist gründliche Ausspülung in Rückenlage bei hochgestelltem Fußende.

Diagnose

Für den Kenner ist die Diagnose sehr leicht zu stellen, meist schon aus der Vorgeschichte, jedenfalls mit Hilfe von Magenschlauch und Hg.-Schlauch. Bestehen die üblichen Stenoseerscheinungen soit längerer Zeit, sagen wir 3 Jahren, dann kommt differentialdiagnostisch kein anderes Leiden in Betracht. Passiert ein Hg Schlauch nach kurzem Stopp, dann kann es sich nur um die kardiotonische Dilatation handeln.

Schwieriger ist die Diagnose bei beginnenden Fällen. Hier läßt uns besonders das Röntgenbild häufig im Stich. Das Kardiagebiet gehört zum schwierigsten Kapitel der Röntgendiagnostik. Ich habe oben erwähnt, daß mir eine große Zahl von Fällen zugeschickt wurde mit der Diagnose kardiotonische Dilatation, bei denen ein Karzinom vorlag. Zugunsten der ersteren spricht stets eine diffuse Erweiterung der ganzen Speiseröhre, während beim Kardiakarzinom stets nur der unterste Abschnitt über der Stenose dilatiert ist, oft in Form einer Birne, den Stiel nach oben. Das untere Ende der Speiseröhre ist beim Karzinom unregelmäßig begrenzt, die Falten sind unterbrochen, die Wandung ausgefranst. Ich habe aber Bilder, in denen die untere Begrenzung zum Verwechseln gleich ist und doch handelt es sich in einem Fall um Karzinom im anderen um kardiotonische Dilatation. Beginnende Karzinomfälle, in denen nur geringe Wandveränderungen in der Vorder- oder Hinterwand gelegen sind, lassen sich überhaupt im Röntgenbild nicht erkennen, solange die Konturen nicht verändert sind.

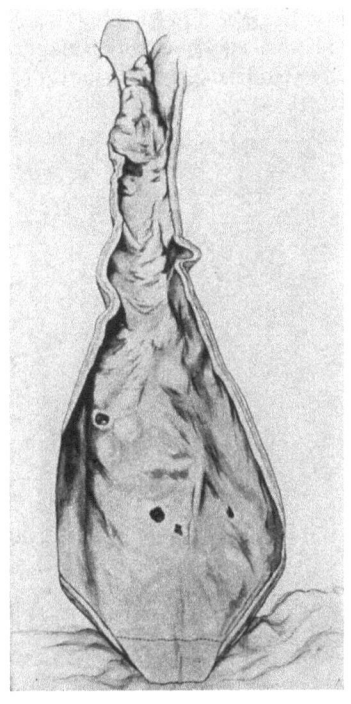

Abb. 55. Tuberkulose der Speiseröhre. Kardiotonische Dilatation.

Mit der Divertikelsonde lassen sich aber leichteste Unebenheiten, wie sie beim beginnenden Karzinom vorkommen, feststellen. Man kann sie bei einiger Erfahrung unterscheiden von dem glatten Wulst, der den Durchtritt durchs Zwerchfell von rechts begrenzt[1]).

Vorgeschrittene Tumoren sind im Röntgenbild natürlich leicht zu erkennen. Sie sind aber als Komplikation der kardiotonischen Dilatation sehr selten. Ich verfüge nur über fünf Fälle (s. Abb. 56).

Differentialdiagnostisch kommen auch tiefsitzende epiphrenale Pulsionsdivertikel in Betracht (s. S. 97). Im Röntgenbild kann eine kardiotonische Dilatation vorgetäuscht werden, wenn nur in einem Durchmesser untersucht wird. (Vgl. den Fall S. 38) Auffallen muß aber dann, daß die scheinbare Erweiterung auf den unteren Abschnitt beschränkt ist und nicht die ganze Länge der Speiseröhre erfaßt. Mittels der Divertikelsonde und der Ösophagoskopie läßt sich die Diagnose sicher stellen. Differentialdiagnostisch kann auch der echte Kardiospasmus in Frage kommen. Er unterscheidet sich aber in sehr wesentlichen Punkten von der kardiotonischen Dilatation. Er ist ein absoluter wasserdichter Verschluß der Kardia.

Vor allem tritt er nur intermittierend in Erscheinung, andernfalls würde ja der Mensch verhungern. Der Hypertonus der Kardia ist dagegen ein Dauerzustand, der sich unter der Last der auf der Kardia ruhenden Speisensäule vorübergehend öffnet, zuweilen aber dem normalen Kardiaverschluß gleichkommt.

---

[1]) Vgl. STARCK, Fortschritte auf dem Gebiet der Röntgenstrahlen usw., **1950**, H. 1.

Der unkomplizierte Kardiospasmus führt nie zur Dilatation der gesamten Speiseröhre, wie es beim Hypertonus der Fall ist.

Ist der kardiospastische Anfall vorüber, dann besteht vollständiges Wohlbefinden bis zu einem neuen Anfall. Solche Perioden vollständiger Gesundheit gibt es beim Hypertonus nie.

Der Kardiospasmus kann selbst unbehandelt für alle Zeiten verschwinden, die kardiotonische Dilatation bleibt unbehandelt fürs ganze Leben bestehen, sie heilt niemals spontan aus.

Und endlich der Untersuchungsbefund. Beim Kardiospasmus finden Magenschlauch und Hg-Schlauch ein unüberwindliches Hindernis, bei der kardiotonischen Ösophagusdilatation läßt sich der Kardiaverschluß überwinden.

Von Komplikationen sei neben dem Karzinom die Tuberkulose (s. Abb. 55) erwähnt. Die BARSONYschen Divertikel sind oben (S. 98) beschrieben.

Behandlung der kardiotonischen Ösophagusdilatation

Ist das Krankheitsbild erst einmal entwickelt, dann kehrt es wie erwähnt unbehandelt niemals mehr zur Norm zurück.

Es gibt aber auch keine Diät, kein Medikament, keine physikalische Methode, keine psychische, keine suggestive, hypnotische Behandlung, welche das Leiden beseitigen kann.

Alle anderslautenden Mitteilungen sind falsch. Da das Leiden stets psychisch überlagert ist, rufen neue Medikamente, neue Behandlungsmethoden, neue Ärzte, eine vorübergehende Besserung hervor,

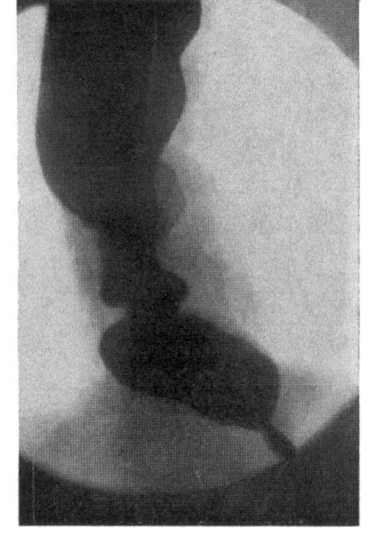

Abb. 56. Karzinom bei kardiotonischer Ösophagus-Dilatation.

besonders wenn der gute Glaube da ist, aber niemals eine Heilung.

1947 hat H. KNOLL, Winterthur, die doppelseitige Anästhesierung des Ganglien stellatum empfohlen und will damit Heilung erzielt haben. Das Verfahren ist in Deutschland von namhaften Chirurgen, auch in unserer chirurgischen Klinik geübt worden; nicht in einem einzigen Fall wurde Heilung erzielt.

G. BÖHM ergreift 1948 zur Behandlung der kardiotonischen Dilatation das Wort und kommt zu dem Schluß, daß die psycho-therapeutische Behandlung der mechanischen Dehnung vorzuziehen sei; er will mit Hypnose Heilungen erzielt haben. Das ist ganz ausgeschlossen. Ich verfüge über zahlreiche Fälle, bei denen Hypnose und Psychotherapie von ersten Psychotherapeuten angewandt wurde, ohne Erfolg.

Wenn mit Psychotherapie etwas anzufangen wäre, wäre ich wohl der erste gewesen, der sie für unser Leiden ausgebaut hätte. Ich habe mich schon als junger Arzt sehr intensiv mit Hypnose beschäftigt und bereits 1896 in der Münch. med. Wschr. über Heilerfolge durch Hypnotismus publiziert. Böhm schreibt: „Ich bin der Ansicht, daß die Angst vor Wiederholung einer Dehnungssitzung schon genügt, um die auf psychischem Wege zustande gekommene Hemmung der Öffnung zu überwinden." Darauf ist allerdings nichts Ernsthaftes zu erwidern.

Von Medikamenten sehe ich im allgemeinen ab und gebe nur bei schmerzhaften Krämpfen krampflösende Mittel wie Octinum liquid. u. ä.

Die einzige Erfolg versprechende Methode ist die mechanische Beseitigung der Kardiastenose mit starren Instrumenten, eventuell durch Operation.

Schon v. Mikulicz hat erkannt, daß der Verschluß der Kardia nur auf mechanischem Wege gelöst werden kann. Er ging von einer Magenfistel mit der Kornzange ein und sprengte so den Kardiaring. Wilms und Kümmell haben denselben mit dem Finger dilatiert. (Digitaldivulsion). Ein Erfolg war aber nur zu erzielen, wenn gerade ein starker Verschluß angetroffen wurde. War das nicht der Fall, dann konnte nicht immer wieder erneut eine Magenöffnung gemacht werden. Verschiedene Autoren (Strauss Guisez, Lerche, Gottstein, Schreiber) haben dann Balloninstrumente angegeben. Am Ende eines Schlauches fand sich ein Ballon. Der Schlauch wurde so weit vorgeschoben, daß der Ballon gerade in die Kardia zu liegen kam. Er wurde mit Wasser oder Luft aufgetrieben und damit der Ring dilatiert. Eine Sprengung konnte aber so niemals erzielt werden, da Wasser und Luft nie plötzlich eingetrieben werden und somit nur eine Überdehnung erreicht wurde. So wurde nie eine definitive Heilung erzielt. Dazu kam, daß die Ballons gelegentlich platzten oder nach oben oder unten ausrutschten. Um das Platzen zu verhüten, wurden die Ballons aus unzerreißbarem Gewebe hergestellt. Der unmittelbare Erfolg war oft recht gut, es war aber kein Dauererfolg.

Die Balloninstrumente wurden verlassen zugunsten von Metalldilatatoren, wie sie von Brünings, Lerche, Jackson, Einhorn u. a. angegeben wurden. Es handelte sich um Metallstäbe, an deren Einführungsende zwei bis vier Spangen durch einen Handgriff gespreizt werden konnten. Am distalen Ende wurden etwa 4 bis 6 cm lange Sondenstücke aus Hartgummi oder Metall angeschraubt.

1915 habe ich einen Dilatator angegeben, der den Vorzug hat, aus einem sehr elastischen, biegsamen, dünnen Schaft zu bestehen, an dessen Ende vier Metallspangen gespreizt werden; bei maximaler Spreizung haben dieselben einen Umfang von 12 cm. Ein dünner Gummiüberzug schützt vor Einklemmung von Schleimhaut. Am Handgriff läßt sich an einer Skala der Umfang bei gespreizten Spangen ablesen (s. Abb. 2).

Nun waren alle bisher bekannten Metalldilatatoren nur bei geradliniger Speiseröhre anwendbar, also bei mehr beginnenden Dilatationen, da ihr kurzer Ansatz starr war.

Nachdem ich aber festgestellt hatte, welch gute Pfadfinder auch für komplizierteste Fälle die Hg-Schläuche sind, habe ich an Stelle der starren kurzen Ansätze quecksilbergefüllte, also elastische Schlauchansätze angeschraubt und damit die Lösung des Problems selbst für allerkomplizierteste, geschlängelte, abgeknickte und divertikelartig ausgebuchtete Speiseröhren gefunden. Für manche Fälle eigneten sich besser, da sie stabiler sind, mit Schrotkörnern gefüllte Schlauchansätze.

Ich lasse durch die Fabrik Jetter & Scherer Tuttlingen zu jedem Instrument auch einen solchen Hg-Ansatz liefern. Allerdings genügt nicht ein Ansatz für alle Fälle. In einem Fall ist ein ziemlich langer (25 cm), im anderen ein kürzerer (12 cm), bald ein dicker, bald ein dünnerer Ansatz notwendig. So kam ich allmählich zu einer ganzen Sammlung von Ansätzen, aus der ich den für den betreffenden Fall geeignetsten heraussuche. Manchmal müssen mehrere Ansätze ausgewechselt werden, bis einer seinen Zweck erfüllt.

Da es, wie erwähnt, Fälle gibt, in denen nur die Divertikelsende die Kardia findet, verwende ich auch Divertikelansätze verschiedener Länge.

Hat der Ansatz die Kardia überwunden, dann zieht er das Instrument gewissermaßen von selbst (infolge seiner Schwere) evtl. unter leichtem Nachschieben durch.

Wenn man auf dem Film Speiseröhren sieht, die nach mehreren Windungen im unteren Drittel scharf abgewinkelt horizontal auf dem Zwerchfell zur Kardia verlaufen, dann sollte man es für ausgeschlossen halten, daß man mit einem Metallinstrument in den Magen gelangen könnte. Ich hatte aber nur wenige Fälle, in denen mir selbst mit Hilfe dieser elastischen Ansätze die Einführung des Instrumentes mißlang. Für sie kam ,,der neue Weg" s. S. 131 in Betracht. Jedenfalls hatte ich keinen einzigen Fall, den ich dem Chirurgen übergeben mußte.

Henning hat einen biegsamen Dilatator angegeben. Als Einführungsschlauch benützt er meine Hg-Ansätze. Der Apparat hat sich mir für besondere Fälle als zweckmäßig erwiesen, nur läßt er sich infolge seiner großen Biegsamkeit nicht dirigieren.

Die Einführung des Dilatators erfolgt im Sitzen ohne Anästhesierung und selbstverständlich auch ohne Narkose. Die Einführung eines Fingers auf die Zunge ist gänzlich unnötig und belästigt nur den Kranken. In Eßhaltung wird das Instrument so weit eingeführt, bis der Schlauchansatz im Ösophagusmund liegt. Nun wird der Kopf nach hinten gelegt und ohne einen Druck auszuüben das Instrument nachgeschoben. Gelingt es nicht anstandslos, dann wartet man ruhig bis der Weg frei ist (Abb. 57).

Der Ungeübte hat schon vorher mit dem Schlauch die Tiefe der Kardia festgelegt und mit einem Heftpflasterstreifen am Schaft des Dilatators die Entfernung von oberer Zahnreihe bis zur Mitte der Spreizstangen fixiert. Es kommt jetzt alles darauf an, daß die Mitte der Spangen genau in der

Kardia liegt. Der Geübte erkennt das leicht an dem Widerstand, den eine Probespreizung findet. Zweckmäßig wird die ganze Prozedur hinter dem Röntgenschirm vorgenommen.

Das Instrument hat in Krankenhäusern und Kliniken Eingang gefunden und wird zum Segen der Kranken vielfach angewandt.

Ich weiß von Kollegen, die viele Dutzende von Kranken mit Erfolg behandelt haben (RIEDER 79 Fälle). Gelegentlich höre ich aber von Patienten auch, daß Untersucher mit dem Dilatator nicht zurechtkamen, sie wurden vergeblich behandelt, suchten und fanden bei mir Heilung.

An solchen Mißerfolgen ist natürlich nicht das Instrument und die Methode schuld, sie muß anderswo gesucht werden Vor allem ist es unverständlich, daß vor der Behandlung immer wieder Narkotika, insbesondere Morphium, gegeben werden. Voraussetzung für eine Kardiasprengung ist ja ein möglichst starker Hypertonus, womöglich ein Spasmus. Narkotika rufen aber eine Erschlaffung des Tonus hervor und vereiteln damit jeglichen Erfolg. Für den Untersucher sind gewisse Qualitäten Voraussetzung vor allem, und das gilt für jede Untersuchung mit Sondeninstrumenten. Äußerste Geduld, die Fähigkeit, selbst Ruhe zu bewahren und auf die Psyche des Patienten beruhigend einzuwirken, sind notwendig. Aber auch die Gabe, sein Gefühlsvermögen nicht in den Fingern enden zu lassen, sondern dasselbe auf die Berührungsteile mit dem zu untersuchenden Körpergewebe zu konzentrieren. Er muß auch eine Suggestionsgabe besitzen; es wirkt nicht ermutigend auf den Patienten, wenn der Arzt sagt, er wende bei ihm das Instrument zum erstenmal an, oder wenn er bei eingeführtem Instrument aufgeregt im Zimmer herumgeht und den Patienten zur Ruhe ermahnt, wie es mir geschildert wurde. Liegt das In-

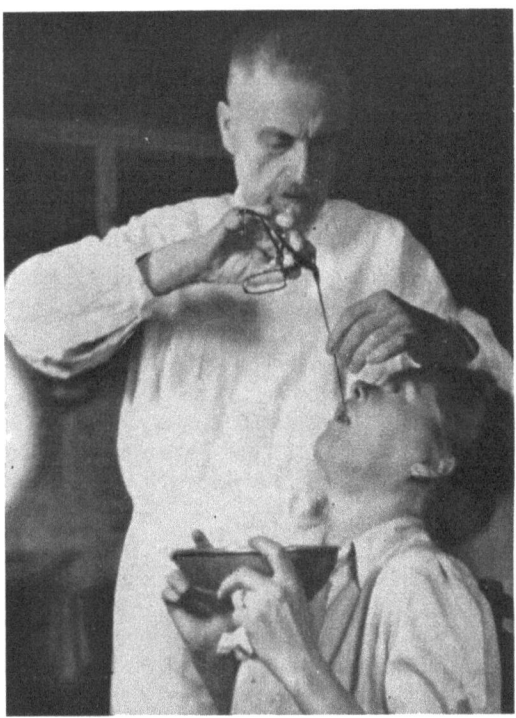

Abb. 57. Einführung des Kardiadilatators.

strument, dann darf der Arzt keinen Moment die Hand vom Dilatator lassen. Er muß sich vor allem aber auch die Grenze in seinem Vorgehen stecken können und bei der Untersuchung und Behandlung der Speiseröhre nicht mit Gewalt etwas erzwingen wollen.

Der Kranke muß auf drei Dinge aufmerksam gemacht werden.

1. Daß er den Kopf zurückhalten muß, so daß die Kardia und die obere Zahnreihe eine Gerade bilden,

2. daß er das Instrument nicht anfassen darf,

3. wird ihm zugesichert, daß, sobald er Schmerz oder durch überfließenden Schleim oder Speichel in die Luftröhre Atembeschwerden bekommt, das Instrument sofort herausgezogen wird.

Bevor ich eine Erstdilatierung ausführe, lasse ich die Kranken meist erst bei der Behandlung anderer zusehen; das wirkt schon sehr beruhigend.

Sitzt der Dilatator richtig, dann wird plötzlich und mit aller Kraft gespreizt. Ich beschränke mich aber nicht nur auf die Kardia sondern während des Hochziehens des Instrumentes wird rasch mehrere Male hintereinander gespreizt, etwa bis zur Mitte der Speiseröhre. Dies deshalb, weil, wie erwähnt, der Hypertonus sich häufig nicht nur auf die Kardia beschränkt. Das geht nun so rasch vor sich, daß in wenigen Sekunden der Dilatator wieder entfernt ist, ehe es den Kranken recht bewußt wurde, was mit ihnen geschah. Ich vermute, daß in den Fällen, wo nur von vorübergehendem Erfolg berichtet wird. die Dilatierung sich nur auf die Kardia bezog.

Am Gummiüberzug klebt mitunter etwas blutiger Schleim. Häufig empfinden die Kranken nur einen mäßigen Druck, andere klagen über Schmerz im Kardiagebiet, der aber meist kurze Zeit anhält. Es ist mir stets lieber wenn Schmerz geklagt wird, dann ist der Erfolg besser. In einigen wenigen Fällen ist nach der Behandlung etwas Fieber aufgetreten. Es ging stets unbehandelt in wenigen Tagen zurück. Ein Glas warmes Wasser wirkt lindernd.

Was geschieht nun durch die Dilatierung? War große Kraft erforderlich und gibt der Ring ganz plötzlich nach, dann dürfen wir annehmen, daß der Muskelring gesprengt ist. Man hat das Gefühl, als wäre ein stark kontrahierter Gummiring plötzlich gerissen. Der Ausdruck sprengen stammt von v. MIKULICZ. Das sind die Fälle, in denen, wie durch einen Zauberschlag fast plötzlich Heilung für alle Zeiten erzielt wird. Der Patient setzt sich an den Tisch und ißt wie in gesunden Tagen. Ich lasse sofort volle Kost reichen. Nie mehr im Verlauf von 10 bis 20 Jahren tritt ein Rückfall ein. Trotzdem dilatiere ich auch in solchen Fällen noch zweimal zur Kontrolle. An den dazwischen liegenden Tagen führe ich dicke ovale und runde Hg-Schläuche von 7 cm Umfang ein. Die Behandlung dauert bei diesen unkomplizierten Fällen im Durchschnitt 3 Wochen.

Nun kommt es aber nicht selten vor, daß der Kardiaring dem Druck der Spangen elastisch nachgibt. In solchen Fällen können wir uns nicht mit dreimaliger Dilatierung begnügen. Es wird sechs-, acht-, zehnmal dilatiert, bis man das Gefühl hat, daß die Spangen gar nicht mehr von Gewebe umgeben sind. Auf diese Weise kommt es auch zu Dauerheilungen. Das Schlucken geht ebenso gut wie nach der Sprengung. Allein ein kleiner Teil dieser Fälle neigt zu Rezidiven, die sich nach etwa 3 bis 4 Jahren einstellen. Bei einem Teil dieser Fälle kehren ganz allmählich Schluckstörungen, wie beim Beginn der Krankheit, wieder, in anderen ganz plötzlich nach irgend einem psychischen Trauma. Dann muß eben die Behandlung wiederholt werden.

Manche Autoren berichten über eine große Zahl von Rezidiven, wenn sie sich aber nach obigen Vorschriften halten, werden sie immer weniger Rückfälle erleben.

Nun kommt es aber vor, daß nach sechs- bis acht Überdehnungen plötzlich einmal ein heftiger Verschluß gefunden wird, der mit entsprechender Kraft doch noch gesprengt werden kann. Das sind Glücksfälle.

Ein Unikum war folgender Fall: Ein 30jähriger Bankbeamter kam im Verlauf von mehreren Jahren 30mal zur Behandlung. Stets nur ein elastisches Nachgeben, die Besserung hielt 3 bis 4 Monate an. Daß er immer wieder kam, war ein Zeichen, daß ihm die Dilatierungen stets gut bekamen. Beim 31. Male fand ich einen heftigen Verschluß. Ich konnte den Ring sprengen mit dem Erfolg, daß er nie mehr die geringsten Schlingstörungen hatte. Er heiratete, wurde Bankdirektor an einer großen Bank und schrieb mir noch nach vielen Jahren, daß er absolut gesund und arbeitsfähig sei.

Wir haben bisher den Zustand der Kardia bei der kardiotonischen Dilatation nur als Hypertonus kennen gelernt. Der dadurch hervorgerufene Verschluß ist aber so gering, daß er wie oben ausgeführt, dickste Schläuche passieren läßt. Wie ist es aber da zu erklären, daß bei der Dilatierung eine erhebliche Kraft angewendet werden muß, um das Instrument maximal spreizen zu können?

Nun, ich habe ja oben auseinandergesetzt, daß die vaguslose Kardia mimosenhaft empfindlich ist und so auch auf äußere oder innere Reize zu Spasmen neigt. Ein solcher Reiz kann psychisch bedingt sein, er kann in unzweckmäßiger Nahrung, zu großen Bissen, bestehen, aber auch durch den Dilatator ausgelöst sein. Bei einem gewissen Grad von Spreizung zieht sich gewissermaßen als Abwehrreflex die Kardia krampfhaft zusammen und bietet nun der weiteren Spreizung den erwünschten großen Widerstand, der so stark sein kann, daß eher der Muskel einreißt, als daß er sich maximal dehnen läßt.

In anderen Fällen aber bleibt der Spasmus aus, warum wissen wir nicht, und der Hypertonus wird nur überdehnt. Als Angriffspunkt des Reizes kann nur das intramurale Gangliensystem in Betracht kommen. Die Reizschwelle muß aber sehr variieren, andrerseits müßte ja bei jeder Spreizung der erwähnte Krampf eintreten. Wir wissen aber auch, daß in vielen Fällen von kardiotonischer Dilatation, selbst bei jahrelangem Leiden, jedes

Krampfphänomen fehlen kann. Das sind wohl die Fälle, die nicht gesprengt werden können.

Der Kardiaring ist gesprengt oder überdehnt, was wird aber aus der Dilatation? Daß sie für den Schluckakt keine große Bedeutung hat, ersehen wir daraus, daß nach der Sprengung der Kranke an dem Tisch sitzt und ganz normal ißt. An der Dilatation kann sich natürlich gar nichts geändert haben. Daß die Passage durch die Kardia auch nach Heilung etwas langsamer vor sich geht als beim Normalen, ist ganz begreiflich. Wenn wir durch eine weite Röhre, die sich plötzlich verengt, Wasser durchlaufen lassen, dann gibt es zwar keinen Stopp, aber der Strahl verkleinert sich, und es dauert länger bis die Röhre leer ist. Der geheilte Speiseröhrenkranke empfindet das aber nicht, er glaubt, die Speiseröhre sei ganz normal, trotzdem sie noch erweitert ist. Ungünstig wirkt es, wenn der Röntgenologe dem Patienten sagt, daß die Speiseröhre immer noch weit und somit nicht geheilt sei.

Früher nahm ich an, daß die Speiseröhre für immer dilatiert bleibe. Mit steigender Erfahrung sehe ich aber immer mehr Fälle, in denen die Dilatation ganz erheblich, ja selbst bis zur Norm zurückging.

Ganz auffallend ist es aber, daß gelegentlich stark geschlängelte und divertikelartige, riesige Ausbuchtungen wieder nahezu ganz verschwinden können (s. Abb. 60a, b, c).

In früheren Jahren hat man empfohlen, die Muskulatur mit Hilfe des elektrischen Stromes zur Kontraktion anzuregen. Ich habe mit der intraösophagealen Elektrisation keinen Erfolg gesehen und glaube, daß damit nichts zu erreichen ist.

Nun bleibt noch die Behandlung der Ösophagitis zur Beseitigung der sehr lästigen Schleimbeschwerden. Ich verweise auf das Kapitel Ösophagitis S. 18).

Für die Anwendung meines Dilatators gibt es keine Kontraindikation von seiten des Brustkorbes. Ich habe mehrere Fälle von Kyphose mit vollem Erfolg behandelt. In der Med. Welt 1935, Nr. 14 habe ich ausführlich über die Behandlung komplizierter Fälle, so auch über die Kyphose, gesprochen und instruktive Abbildungen gebracht. Die Kyphose bietet der Einführung des Dilatators keinerlei Schwierigkeiten, denn die Speiseröhre folgt nicht etwa der gebogenen Wirbelsäule, sie nimmt den kürzesten Weg vom Ringknorpel bis zur Kardia. In dem ausführlich beschriebenen Fall war die Speiseröhre nur 16 cm lang, anstatt etwa 26 bei Durchschnittsgröße.

FROMME mißlang die Einführung des Dilatators in einem Fall, in dem die Halswirbelsäule versteift war. Fälle mit sehr kurzem Hals oder versteifter Halswirbelsäule können die Einführung des Instrumentes erschweren. Aber auch diese Fälle lassen sich ausnahmslos behandeln. Man benötigt dazu 25 cm lange Hg-Ansätze, die sich zunächst gut einführen lassen. Ist der

126　　　　　　　　　Spezieller Teil

starre Teil am Ösophagusmund angelangt, dann wird das Instrument weit in den rechten Mundwinkel gelegt; so läßt es sich tiefer führen.

Auch das Alter spielt für die Behandlung mit dem Dilatator keine Rolle, weder das Säuglings- noch Kleinstkindesalter, wie ich oben ausgeführt habe.

Verschiedene Alter

Ich habe mehrere Säuglinge mit dem Kardiadilatator behandelt. In den Lehrbüchern der Kinderheilkunde ist zwar (mit Ausnahme von KLEIN-

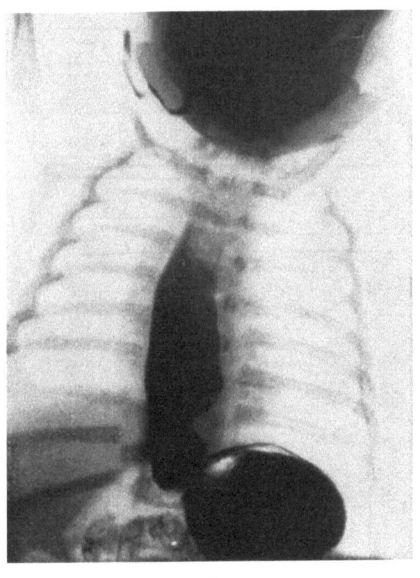 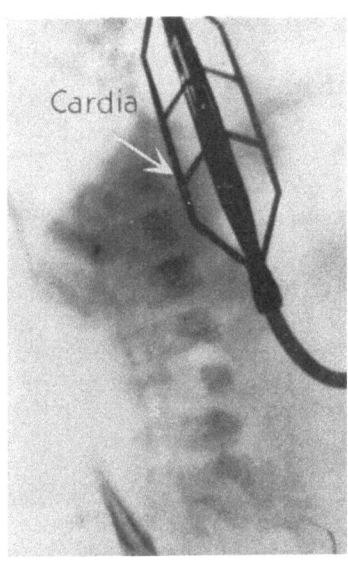

a　　　　　　　　　　　　　　　b

Abb. 58. a) Kardiotonische Ösophagus-Dilatation beim Kleinkind (5 Monate alt).
b) Derselbe Fall. Dilatierung im Liegen. Vollständige Heilung.

SCHMIDT) nur Sondierung empfohlen, um die Kardia zu erweitern. Im FANCONIschen Handbuch ist Dehnung mit der Ballonsonde empfohlen. Damit wird zwar vorübergehend Besserung nicht aber Heilung erzielt. Die Ballonsonde ist unzuverlässig wie beim Erwachsenen (s. o.). Auch die vielfach empfohlenen Medikamente wie Belladonna u. a. sind zwecklos.

Als einzige zuverlässige Methode kommt nur die Überdehnung mit dem Kardiadilatator in Betracht.

Beim Erwachsenen ist es unser Bestreben den Kardiaring zu sprengen. Das ist mir bei Kleinstkindern und Säuglingen nie gelungen. Der Hypertonus ist nicht so stark, daß der Muskelring gerissen werden kann. Es genügt aber schon, wenn die Kardia maximal überdehnt ist. Dazu habe ich stets meinen Kardiadilatator für Erwachsene verwendet. Er läßt sich mit einem 6 cm langen Hg-Ansatz spielend leicht in Rückenlage einführen. Große Kraft ist zur Dilatierung nicht nötig.

Ich habe bei diesen Kindern nie einen Schaden durch die Dilatierung gesehen. Schon nach einer Dilatierung hörte das Erbrechen schlagartig auf, das Essen ging normal vonstatten. Die Kinder nehmen rasch an Ge-

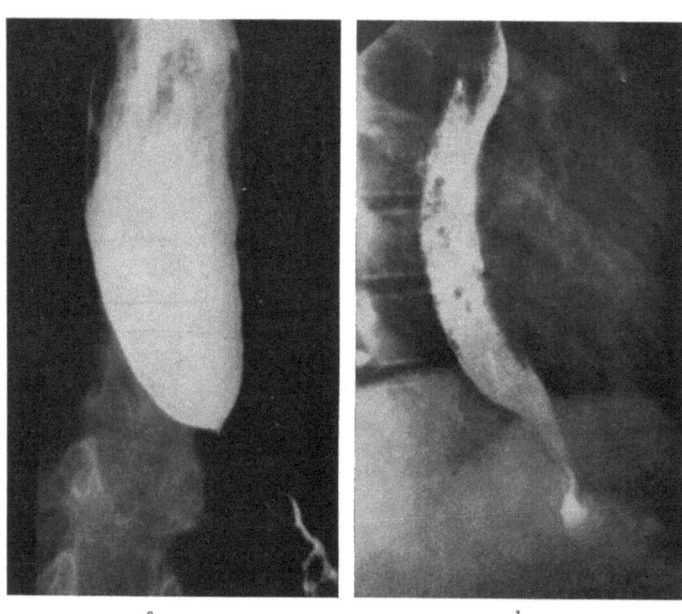

Abb. 59. a) 11jähr. Mädchen. Starke Dilatation.
b) Derselbe Fall nach 3wöchiger Behandlung. Beschwerdefrei.

wicht zu und entwickeln sich normal. Aus neueren Arbeiten von SCHÜTZ, HERMINGHAUS u. a. geht hervor, daß auch bei ihnen sich das Verfahren gut bewährt hat.

Folgender Fall möge das Gesagte bestätigen:

Ein 5 Monate alter Junge, Kind eines Kollegen, wurde bald da, bald dorthin gebracht, stets ohne Erfolg. Schließlich wurde es in einer norddeutschen Kinderklinik aufgenommen. Nach kurzer Beobachtung wurde dem Vater gesagt, er möge das Kind zu Hause sterben lassen, da sei nichts mehr zu machen. Nun kam es zu mir nahezu moribund, hochgradig abgemagert und total erschöpft. Es brach nahezu alles, reichlich mit Blut vermengt. Die Speiseröhre erwies sich im Röntgenbild als erweitert in ihrer ganzen Länge. Ich spülte nun zunächst in Rückenlage (auf den Knien der Mutter) bei hängendem Kopf die Speiseröhre bis die Blutungen aufhörten. Es wurde weniger erbrochen. Nach 3 Wochen wagte ich den Dilatator mit einem 12 cm langen Hg-Schlauchansatz einzuführen, was anstandslos gelang. Ich dilatierte aber zunächst aus

Vorsicht nur zur Hälfte mit dem Ergebnis, daß das Erbrechen schon spärlich wurde. Nach weiteren 2 Wochen wagte ich das Instrument maximal zu spreizen, also wie bei den Erwachsenen. Der Hypertonus war nicht allzu stark, ich hatte aber auch nicht das Gefühl der Sprengung des Muskelringes. Von der Sekunde an war das Kind gesund. Es aß und schluckte gierig, was man ihm gab, erholte sich glänzend. Röntgenaufnahmen ergaben glatte Passage in den Magen. Es sind jetzt 8 Jahre vergangen. Das Kind sieht blühend aus und hat nie mehr irgendwelche Schlingbeschwerden gehabt.

In der Annahme, daß sich Kinderärzte vor dem langen Instrument scheuen, lasse ich durch die Firma Jetter & Scherer, Tuttlingen, entsprechend kürzere für die Kinderpraxis anfertigen.

Aber auch das hohe Alter gebietet für die Anwendung des Dilatators keine Kontraindikation.

Vor 9 Jahren suchte mich ein in ganz Deutschland wohlbekannter Herr auf. Sein Speiseröhrenleiden begann mit 35 Jahren. Jetzt war er 75 Jahre alt. Er hat alle Autoritäten in Deutschland und zum Teil auch im Ausland aufgesucht. Alles war vergebens.

SCHWENNINGER, der Leibarzt von Bismarck, nahm ihm das Versprechen ab, sich nie mehr einen Schlauch einführen zu lassen. Er befand sich in einem bejammernswerten Zustand, körperlich und seelisch. Das Essen spielte sich so ab. Er nahm am Tisch einige Bissen, dann legte er sich auf ein Lager neben demselben auf den Rücken und auf die linke Seite, und wartete geduldig, bis ein Teil des Genossenen sich in den Magen entleerte. Dann wieder an den Tisch, wieder aufs Lager und so fort, bis er etwa nach 2 Stunden gesättigt war. Nach 3 Wochen konnte ich ihn geheilt entlassen. Er hat nur noch die eine Sorge, alles nachzuholen, was er in den 40 Jahren versäumt hat. Er hat wieder Lebensgenuß und Lebensfreude (s. Abb. 60) und ist voll arbeitsfähig. Er ist jetzt 85 Jahre alt.

Auch einen 79jährigen Herrn habe ich behandelt. Er frug an, ob ich glaube, auch einen so alten Herrn heilen zu können. Ich ließ ihn kommen. Er war ein ganz ausgemergeltes Männchen. Auf dem Nachttisch stand ein großer Aluminiumkessel. „Nanu, was ist denn das?" „Ja", sagte er, „ich habe den ganzen Tag Hunger, und wenn die Speiseröhre voll ist, entleere ich sie in den Kessel." Seit Jahren konnte er nicht mehr in Gesellschaft essen, er brachte aber den ganzen Tag mit Essen zu. Ich nahm den Kessel weg. Nun bekam ich aber ein paar Augen zu sehen. Ihm, dem früheren Kommandeur des Garde du corps, erlaubte ich mir, sein Lieblingsinstrument wegzunehmen. Ich nahm ihn gleich ins Untersuchungszimmer. Nach längerem Probieren gelang es mir, mit dem Hg-Schlauch in den Magen zu kommen. Sofort führte ich den Dilatator ein. Er bekam danach ein großes Essen vorgesetzt, das er anstandslos bewältigte. Schon nach 14 Tagen entließ ich ihn geheilt. Als ich einst nach Berlin kam, wollte ich auch den General aufsuchen. Der Hausmeister sagte aber: „J die Exzellenz is bei einem Professor in Karlsruhe jewesen, seitdem reist sie in die janze Welt herum" (s. Abb. 61).

Ich kenne keine Krankheit, deren Heilung so zu Dank verpflichtet, wie die kardiotonische Dilatation. Ich besitze Tausende von Briefen, die ein einziges großes Dokument heißer Dankbarkeit darstellen. Wie oft wiederholt sich das Wort „Wunder", das an ihnen geschehen sei. Noch nach 10 Jahren wird mir geschrieben, daß ich täglich ins Tischgebet einbezogen werde. Das erlebt der Arzt, der bei sonstiger schwerer Krankheit Heilung erzielt hat, kaum einmal.

Die Erweiterungen der Speiseröhre

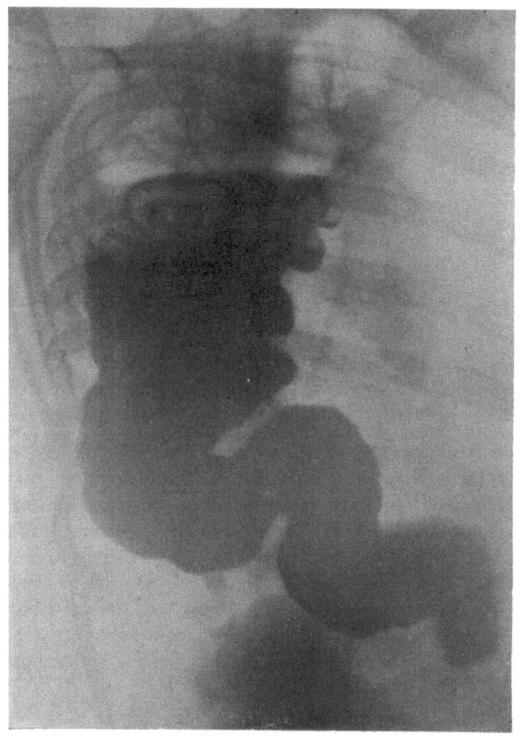
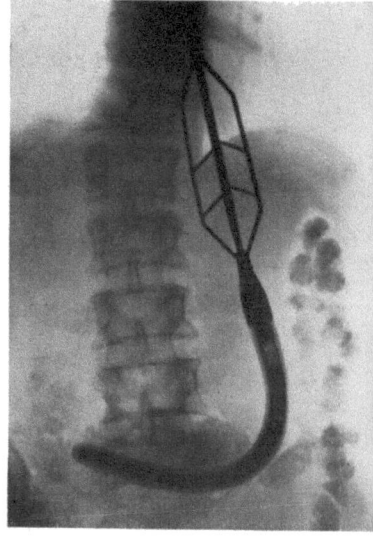
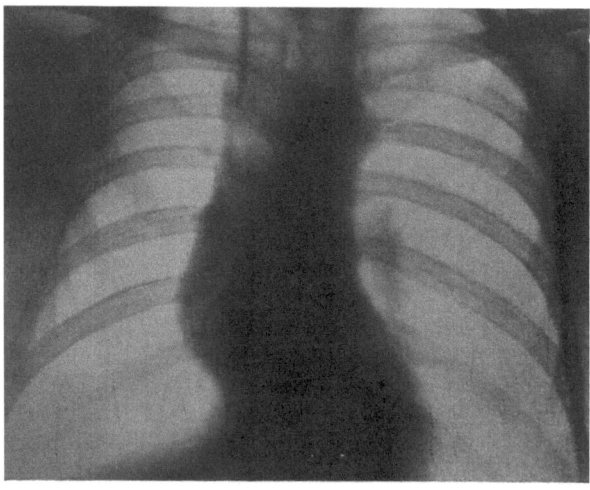

Abb. 60. a) Hochgradige Schlängelung
b) Kardiasprengung (derselbe Fall).
c) Derselbe Fall geheilt.

Nun, zu einer der Tagesfreuden gehört eben doch das Essen, und wenn man sich vorstellt, daß solche Kranke 10, 20 und mehr Jahre nur unter Qualen essen konnten, daß sie nur mit Schrecken an jedes Essen dachten, dann ist es begreiflich, daß mit der schlagartigen Heilung für sie ein neues Leben beginnt. Der Inhalt dieser Dankesbriefe ist oft rührend, so, wenn die Mutter schildert, wie sie, nachdem sie schon Jahr und Tag nicht mehr mit ihren Kindern am Tisch essen konnte, sich nun hinsetzt und mit ihnen ißt.

Rührend, was mir einst eine Heidelberger Dame erzählte. Seit Jahren konnte sie nur allein essen. Sie ging von einem Arzt zum andern, alles vergeblich. Als sie wieder einmal betrübt nach Hause kam, sagte sie: ,,Wißt Ihr, Kinder, mir kann nur noch der liebe Gott helfen." Sie war dann 3 Wochen bei mir. ,,Kinder, ich kann wieder essen." Ungläubig sehen sie die Mutter an. Diese aber setzt sich zu ihnen an den Tisch und ißt. Da sagt eines: ,,Mutti, gell Du bisch beim liebe Gott gwese."

Ungefährlichkeit der Behandlung mit Kardia-Dilatator

Nun wird gelegentlich in Lehrbüchern immer wieder behauptet, das Verfahren sei nicht ungefährlich. Ich muß dieser falschen Ansicht ganz entschieden entgegentreten.

Immer wieder wird auf einen Todesfall von MAYDL hingewiesen, obgleich ich diesen Fall schon längst geklärt habe. Zum Glück sind der Veröffentlichung Abbildungen beigegeben. Da sieht man nun ganz deutlich, daß nicht die Kardia verletzt wurde, sondern daß der Riß oberhalb in der erweiterten Speiseröhre liegt. Mit dem Dilatator wurde also die erweiterte Speiseröhre durchstoßen, vermutlich mit einem der früher üblichen starren Ansätze. Ich habe gerade im Hinblick auf diesen Fall oben so eingehend über die Einführung des Dilatators und die Gefahr bei rücksichtslosem, Gewalt anwendendem Vorgehen gesprochen. Eine Perforation der dilatierten Speiseröhre kann mit jedem Sondeninstrument herbeigeführt werden. Es ist deshalb nicht der Dilatator, nicht die Methode an solchem Mißgeschick zu beschuldigen, sondern lediglich die Unachtsamkeit des Untersuchers. Auch einige wenige andere Fälle von tödlichem Ausgang sind beschrieben. Ich bin ganz sicher, daß auch in diesen Fällen nicht eine Verletzung der Kardia, sondern eine Perforation in der ausgebuchteten Speiseröhre stattgefunden hat.

Ich habe über 5000mal den Dilatator angewandt, und zwar bei den 1371 Fällen, die ich seit 1924 behandelt habe, im Durchschnitt dreimal. Dazu kommen die Fälle elastischen Nachgebens, bei denen ich sechs-, acht-, zehnmal und mehr dilatiert habe und endlich die Fälle von Strikturen und Verätzungen.

Nie hatte ich einen Todesfall zu beklagen. Dasselbe weiß ich von Kollegen, die mit dem Dilatator vertraut sind (RIEDER). Ich halte Verletzungen der Kardia für ganz ausgeschlossen. In früheren Jahren habe ich nach der Dilatierung im Ösophagoskop die Kardia untersucht, um festzustellen, ob

Schädigungen vorkommen. Niemals habe ich einen Einriß der Schleimhaut oder eine Blutung gesehen. Das ist auch ganz verständlich. Die Schleimhaut ist außerordentlich dehnbar und reißt nicht ein. Bei der Sprengung des Muskelringes mag wohl eine submuköse Blutung zustande kommen. Groß kann dieselbe nicht sein, denn der Dilatierte ißt ja sofort anstandslos, und im Ösophagoskop habe ich nie etwas gesehen, was auf erhebliche Blutung hinwies. Das einzige, was auf Blutung hindeuten könnte, war in ganz seltenen Fällen etwas Fieber, das aber stets in wenigen Tagen abklang.

Ich glaube deshalb, mit aller Sicherheit sagen zu können, daß Sprengung und Überdehnung absolut gefahrlos sind. Aber nochmals sei betont, daß der Dilatator stets vorsichtig, vom Ungeübten stets hinter dem Röntgenschirm und ohne jede Gewaltanwendung eingeführt werden muß; ferner, daß keine starren Einführungsansätze, sondern nur Hg-gefüllte elastische Schläuche zur Verwendung kommen dürfen.

Ein neuer Weg

Nachdem ich mich 40 Jahre lang spezialistisch mit der Speiseröhre befaßt hatte, glaubte ich alles zu kennen, was sie zu bieten vermag. Da kam eine 48jährige Frau, die seit 14 Jahren ihr schweres Leiden trug. Sie war auf 78 Pfd. abgemagert; die untere Hälfte des Thorax von Speiseröhre ganz ausgefüllt. Sie lag vom rechten Thoraxrand bis zum Herzen horizontal auf dem Zwerchfell. Es gelang mir mit keinem Instrument, die Kardia zu finden, selbst nicht mit der Divertikelsonde; diese lag 24 cm lang horizontal (vergl. Abb. 3). Ich beschritt nun einen neuen Weg nach Art der SOCINschen Methode, die er für andere Zwecke angegeben hat. Ich ließ eine Silberkugel mit Faden schlucken. Nach mehreren Tagen war sie im Magen. Anlegung einer Magenfistel. Das Kügelchen wurde herausgezogen und an den Faden der Dilatator gebunden. Zu diesem Zweck ließ ich Hg-Schlauchansätze fertigen, an deren distalem Ende eine Darmsaite angebracht ist. An diese wurde der Faden befestigt und so der Dilatator von der Fistel in die Kardia gezogen und diese gedehnt. Der Erfolg war glänzend. Bald konnte unter Leitung des Fadens der Dilatator auch von oben eingeführt werden.

Seitdem bekam ich mehrere ähnliche Fälle, die ich auf die gleiche Weise und mit demselben Erfolg behandelt habe.

Ich habe den ,,neuen Weg" in der Dtsch. med. Wschr. **1942**, Nr. 39 veröffentlicht.

In den letzten Jahren gelang es mir in manchen Fällen den Weg in den Magen besser mit den röntgenfähigen Haarsonden als mit dem Silberkügelchen zu finden.

Wichtig ist, daß die Fistel möglichst entfernt von der Kardia aber in Richtung der Längsachse der Speiseröhre angelegt wird, andernfalls wäre die Einführung des starren Dilatatorteiles erschwert.

Damit der Seidenfaden die Fistelwunde beim Durchziehen nicht reizt, wird er durch ein Drainrohr durchgeführt, das in die Fistel eingelegt ist.

Kaskadenspeiseröhren

Nun kam wieder ein Fall, wie ich ihn früher nie gesehen habe. Es war eine 63jährige Frau. Die einweisende Diagnose lautete auf Dermoidtumor im rechten oberen Brustraum. Bei Differenzierung ergab sich, daß die Speiseröhre aus fünf übereinanderhängenden Säcken bestand (s. Abb. 61a u. b).

Im vierten Sack blieben alle Sonden, auch die Divertikelsonde, stecken. Ich wandte den ,,neuen Weg" an mit vollkommenem Erfolg. Schon nach der ersten Dilatierung von der Fistel aus hatte sie keinerlei Schluckbeschwerden mehr, bei der Entlassung war von den oberen Säcken kaum mehr etwas zu erkennen. Sie schrieb mir nach 3 Jahren, daß sie nie mehr Schluckbeschwerden habe. Gewichtszunahme 23 Pfd. Der vermeintliche Dermoidtumor erwies sich als sechster kontrastgefüllter oberster Sack.

Ich bezeichne diese Fälle als Kaskadenspeiseröhren. Seitdem habe ich mehrere Fälle von Kaskadenspeiseröhren in Behandlung gehabt (s. Abb. 61a b, 62, 63).

Sackförmige Dilatationen, das Zwerchfell verdrängend

Nun habe ich in den letzten 10 Jahren Fälle in Behandlung bekommen, in denen der untere Abschnitt der erweiterten Speiseröhre nicht nur horizontal auf dem Zwerchfell liegt, sondern sich als riesiger, über faustgroßer Sack, das Zwerchfell verdrängend nach unten senkt, so daß der Fundus 10 bis 15 cm unterhalb der Kardia zu liegen kommt. Auch diese Fälle sind auf konservativem Wege zu heilen. Voraussetzung ist, daß erstens die Nahrung von oben ganz sistiert wird, also eine Ernährungsfistel angelegt wird, zweitens tägliche Spülungen gemacht werden, um den Inhalt, Schleim und verschluckten Speichel zu entfernen, und daß ferner womöglich linke Seitenlage eingenommen wird.

Selbstverständlich führt auch für diese Fälle nur der ,,neue Weg" zum Ziel, denn es gelingt mit keiner, auch nicht der Divertikelsonde, in die Kardia zu kommen. Das Silberkügelchen mit dem Seidenfaden wird geschluckt und linke Seitenlage eingenommen. Es kann mehrere Tage dauern, bis dasselbe den Weg in den Magen gefunden hat. Dann wird es von der Fistel aus gefischt, der Dilatator angebunden.

Folgender Fall möge das Gesagte illustrieren (s. Abb. 64): Eine 56jährige Rheinländerin hatte ihr Leiden seit 38 Jahren. Sie verfiel in tiefe Melancholie, sprach nicht, antwortete nur mit Ja und Nein. Körperlich war sie so heruntergekommen, daß sie kaum mehr gehen konnte. Hochgradige Schlingbeschwerden. Im Röntgenbild fand sich ein über faustgroßer Sack, dessen Fundus tief unter der Kardia lag. Er faßte annähernd 1 Liter. Nach jedem Essen Seitenlage. Um den Sack reinzuspülen, benötigte

Die Erweiterungen der Speiseröhre

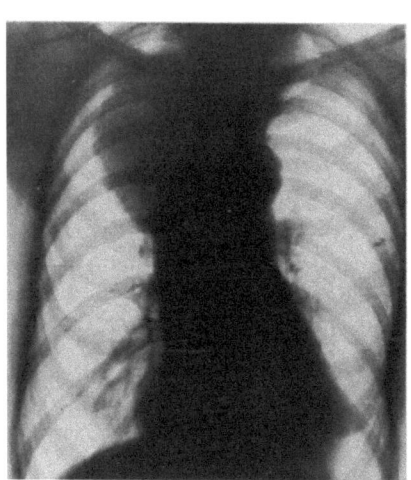
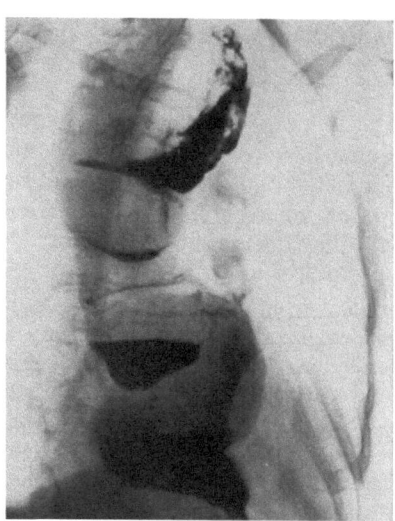

Abb. 61. a) Kaskadenspeiseröhre (als Dermoidtumor gedeutet).
b) Kaskadenspeiseröhre (derselbe Fall).

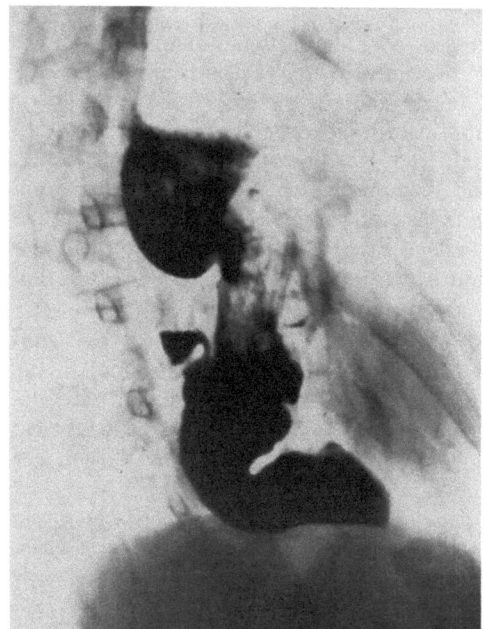
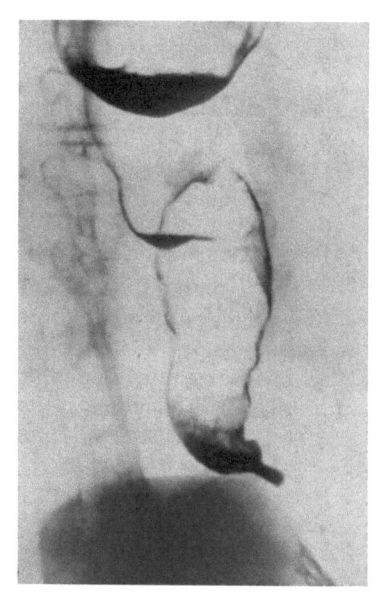

Abb. 62. Kaskadenspeiseröhre (75jähr. Mann). Abb. 63. Kaskadenspeiseröhre (79jähr. Mann).

134 Spezieller Teil

ich stets 7 bis 8 Liter Wasser. Ich behandelte sie dann auf dem „neuen Weg", ernährte sie von der Fistel aus. Der Erfolg war glänzend. Der Sack ging um über $^2/_3$ zurück. Als sie von oben essen durfte, blieb nur wenig in demselben zurück. Es wurde nach jedem Essen ausgespült, das Essen ging ganz ausgezeichnet. Jeder Druck verschwand. Sie empfand keinerlei Hemmung, die Fistel wurde geschlossen. Ich entließ sie mit Diätvorschriften und der Anweisung zunächst noch nach jedem Essen zu spülen.

Nach $^3/_4$ Jahren besuchte ich sie in ihrer Heimat. Ich erkannte sie nicht. Eine frische, gesunde, temperamentvolle Frau begrüßte mich Seit einiger Zeit hat sie die Spülung unterlassen, da nichts mehr herauskam. Gewichtszunahme 40 Pfund.

Ich wüßte nun keine Speiseröhre mit. kardiotonischer Dilatation mehr, sie mag geartet sein, wie sie wolle, die nicht auf konservativem Wege geheilt werden könnte. Die schweren, nicht ungefährlichen und hinsichtlich des Erfolges sehr unzuverlässigen Operationen haben keine Berechtigung mehr. Für die Behandlung der sehr komplizierten Fälle ist allerdings einige Übung notwendig. Ich habe deshalb die zweckmäßigsten Verfahren so ausführlich geschildert, damit jeder Spezialist imstande ist, sie in entsprechenden Fällen anzuwenden, vorausgesetzt, daß er die geeignete Hand hat.

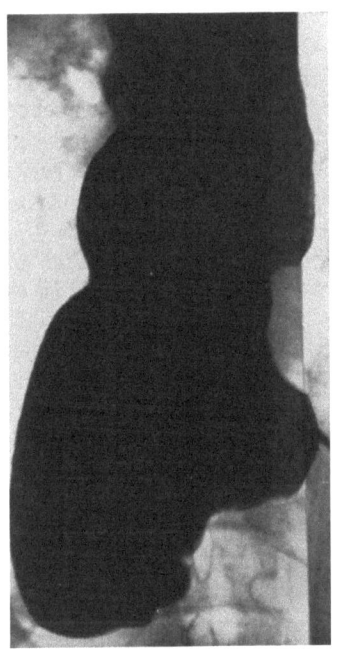

Abb. 64. Riesige sackförmige Dilatation, das Zwerchfell tief nach unten verdrängend (geheilt).

Bei der Entlassung gebe ich noch Diätvorschriften: Gründliches, langsames Kauen, Vermeidung von rohem Obst (Äpfel), langen Bohnen, zähem Fleisch. Zunächst noch Nachtrinken von Flüssigkeit, bis alle Schleimbeschwerden verschwunden sind. Am besten warmes Emserwasser. Alkohol und Rauchen in mäßigem Umfange erlaubt.

Schwere körperliche Arbeit ist zu vermeiden, besonders Bücken, (Hacken, Feldarbeit) ist ungünstig.

Vermeidung von Aufregungen (meist leichter zu empfehlen als zu befolgen).

Vor allem rate ich meinen Patienten auch mit mir in Verbindung zu bleiben und sich bei eventuell auftretenden Beschwerden sofort an mich zu wenden.

Bei der Entlassung bekommen die Patienten in lustigen Versen abgefaßte und mit humoristischen Bildern versehene Verhaltungsmaßregeln mit auf den Weg.

11. Fremdkörper

Vorgeschichte

Wird der praktische Arzt von einem Patienten aufgesucht mit der Angabe, daß er einen Fremdkörper verschluckt habe, dann enthält er sich am besten jeglichen diagnostischen und therapeutischen Eingriffs und schickt ihn zu einem Kollegen, der die Ösophagoskopie beherrscht. In Betracht kommt wohl ein Facharzt für Hals-Nasen-Ohrenleiden. Dieser hat zunächst eine genaue Anamnese aufzunehmen. Sie kann äußerst wertvoll sein, aber auch zu Trugschlüssen verleiten.

Meist ist ja der Kranke genau orientiert darüber, welcher Art der vermeintliche Fremdkörper ist, häufig auch über die Stelle, an der er stecken geblieben ist. Nicht selten sind die Angaben aber auch ganz unzuverlässig.

Es gibt Fälle, in denen der Kranke gar nichts von einem Fremdkörper weiß (vergl. Abb. 65). Er empfindet nur an einer bestimmten Stelle beim Essen ein Hindernis. In anderen Fällen wird das Gebiß vermißt. Die Vermutung, daß es verschluckt ist, liegt nahe. Es wurde aber später im Bett gefunden. Oder, ein Kind spielt mit einem Pfeifchen. Auf einmal ist es verschwunden. Die Mutter nimmt an, daß es verschluckt ist und führt das Kind zum Arzt. Näherinnen vermissen Nadeln, die sie zwischen den Zähnen zu halten pflegen, also müssen sie verschluckt sein. Solche Fälle habe ich mehrfach erlebt.

Besonders unzuverlässig sind die Angaben über den Sitz von Fremdkörpern; sitzen sie im oberen Abschnitt, dann werden sie oft in den unteren verlegt und umgekehrt.

Trotz dieses häufigen Versagens der Anamnese müssen wir doch aus den Kranken so viel fragen wie möglich.

Meist ist es ja so, daß der Kranke beim Schlucken plötzlich einen Schmerz oder einen Stopp beim Schluckakt empfindet.

Häufig treten Suffokationserscheinungen auf, unter Würgen und Pressen sucht er sich des Fremdkörpers zu entledigen. Mit dem alten Hausmittel „Beklopfen des Rückens" mit der Faust wird der Fremdkörper mitunter herausgeschleudert. Gelingt es nicht, dann wird versucht, durch Flüssigkeit, Brot oder sonstige Bissen den Gegenstand nach unten zu pressen. Bei Mißlingen wird der Arzt aufgesucht. Geht aber das Schlucken noch einigermaßen, dann wird abgewartet, Tage, Wochen und Monate. Man hört in solchen Fällen zuweilen, daß das Hindernis im Laufe der Zeit ruckweise oder allmählich nach unten gewandert ist. Es kommt aber auch vor, daß der Fremdkörper längst per vias naturales abgegangen ist, während immer noch ein Fremdkörpergefühl zurückbleibt, sei es als sensible Nachwirkung, sei es infolge einer anatomischen Läsion.

Bei längerem Steckenbleiben gesellen sich zu den vorherrschenden Symptomen Dysphagie und Schmerz, sekundäre Komplikationen wie Entzündungen, Schwellung der Schleimhaut, Eiterung, Periösophagitis, die mit Fieber und allmählich sich verschlechterndem Allgemeinbefinden einhergehen. Periösophagitische Abszesse können sich in den Ösophagus entleeren und damit kann der Fremdkörper expektoriert werden. Der Ausgang kann aber auch fatal sein, die Mediastinitis schreitet vor und führt zum Tode.

Ganz schlimm ist die Prognose in Fällen, in denen komplizierte Fremdkörper sich in der Wand eingebohrt haben und nun entweder durch Extraktionsversuche mit dem Münzenfänger, Zangen, oder ähnlichen blind eingeführten Instrumenten, oder gar unter Anwendung des Schlundstößers immer weiter ins Gewebe hineingepreßt werden.

Untersuchung

Die übliche physikalische Untersuchung ergibt keine wesentlichen Anhaltspunkte. Hochsitzende Fremdkörper sollen palpiert worden sein, mir ist es nie gelungen. Druck auf Kehlkopf und Trachea oder seitlicher Druck am Hals wird bei hohem Sitz als Schmerz empfunden. Durch genaue Untersuchung kann eventuell auch eine Mediastinitis festgestellt werden.

Der Facharzt hat nun den ihm zugewiesenen Patienten zunächst vor jedem Eingriff hinter dem Röntgenschirm zu untersuchen.

Gegenstände, welche die Strahlen nicht durchlassen, Metall, größere Knochen, sind deutlich zu erkennen und zu lokalisieren. Natürlich muß in mehreren Durchmessern untersucht werden. Wo Fremdkörper die Strahlen durchlassen, kleine Fleischstücke, Hartgummiprothesen, Korkstopfen, versagt die Methode. Auch kleinste Knöchelchen, Borsten, selbst dünne Nadeln, Gräten u. ä. entgehen der Röntgenuntersuchung. Aber auch große Gebißprothesen waren nicht stets zu erkennen.

Allerdings werden auch röntgenologische Fehldiagnosen gestellt.

Ein 63jähriger Mann wurde mir zugeschickt mit der Diagnose Karzinom auf Grund eines Röntgenbildes, das er mitbrachte. Er gab an, seit 3 Tagen absolut nichts mehr hinunterzubringen, auch keinen Tropfen Flüssigkeit. Auf Grund des Röntgenbildes schloß ich ein Karzinom aus. Auf Befragen, ob er etwas Hartes geschluckt habe, verneinte er. Auf die Frage, ob er kein Fleisch gegessen habe: nein, er besann sich: doch vor 3 Tagen. Ist denn dabei nichts stecken geblieben? Nein. Im Röntgenbild sprach entschieden gegen Karzinom die gleichmäßige Weite von oben bis unten. Die Größe des Schattens. Das gibt es beim Karzinom nicht.

Ich entfernte einen $8^1/_2$ cm langen Fleischklumpen von 15 cm Umfang. Das Fleisch war fest zusammenhängend, nicht einmal angebissen! (s. Abb. 65).

Auch die Entscheidung, ob der Fremdkörper in der Trachea oder im Ösophagus liegt, kann schwierig werden. Auf Durchleuchtung allein dürfen wir uns nicht verlassen, stets muß eine Aufnahme gemacht werden.

Die Röntgenuntersuchung muß jedem weiteren Eingriff unmittelbar vorausgehen. Der Fremdkörper kann jederzeit in den Magen rutschen, so daß eine Ösophagotomie, die einige Tage nachher ausgeführt wird, ergebnislos ist (GUISEZ).

Soll bei Fremdkörpern sondiert werden? Steht ein Röntgenapparat zur Verfügung, dann kann im allgemeinen die Sondierung entbehrt werden. Wo nicht, wird der weiche ovale Magenschlauch eingeführt, natürlich ohne jeglichen Druck und nur so weit, bis er eben den Fremdkörper berührt. Wir können so den Sitz feststellen.

Es kommt aber vor, daß der Schlauch an wandständig eingeklemmten Fremdkörpern, oder an sehr kleinen Fremdkörpern, selbst aber an großen Gebißplatten anstandslos vorbeigleitet. In solchen Fällen greifen wir zur Divertikelsonde und suchen nun vorsichtig tastend die ganze Wandung von oben bis unten ab. Ich halte es für ganz ausgeschlossen, daß bei diesem Vorgehen dem Geübten ein Fremdkörper entgeht.

Eines Tages wurde mir eine 63jährige Frau zugeführt. Sie hatte bei jedem Schluck heftige Schmerzen in der Mitte der Speiseröhre. Außerdem bestand Fieber. Im Röntgenbild war nichts Krankhaftes festzustellen. Mit der Divertikelsonde fand sich auf der rechten Seite bei etwa 25 cm eine äußerst schmerzhafte Rauhigkeit. Im Ösophagoskop erkannte ich einen minimalen Defekt, aus dem ein Tropfen gelblichen Eiters floß. Beim Andrängen des Tubusendes oberhalb der Läsion erschien ein etwa $1^{1}/_{2}$ mm vorstehender nadelförmiger gelb-weißlicher Fremdkörper. Ich konnte ihn mit der Zange fassen und herausziehen, wobei mehrere Tropfen Eiter abflossen. Es handelte sich um ein $1^{1}/_{2}$ cm langes, dreieckiges Knochenstückchen, das einen

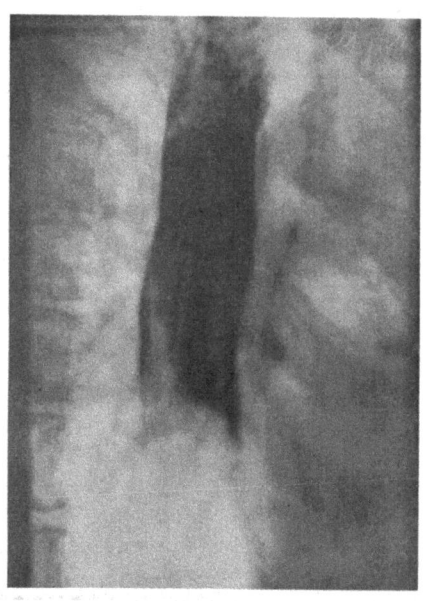

Abb. 65. Großer Fleischklumpen in der Speiseröhre, als Karzinom diagnostiziert.

mediastinalen Abszeß verursacht hatte. Die Nachkontrolle ergab vollständige Heilung.

Nun zur Ösophagoskopie. Sie ist weitaus die wichtigste Methode hinsichtlich Diagnose und Therapie verschluckter Fremdkörper. Eine Mediastinitis ist keine Kontraindikation für die Ösophagoskopie. Bei Aneurysma äußerste Vorsicht. Man kommt im allgemeinen mit einer gründlichen Lokalanästhesie von Gaumenbogen und Rachen mittelst Kokain und Zusatz von Adrenalin aus, etwa 1% Pantokain-Suprarenin. Ein getränkter Tupfer wird tief in den Hypopharynx eingeführt. Nur bei kleinen Kindern ist eine Narkose angebracht. Die Untersuchung erfolgt ausschließlich in Rückenlage bei hängendem Kopf, womöglich auf dem schräggestellten Tisch mit hochgestelltem Fußende. Drei Gründe sprechen dafür. Die Behandlung kann sich in komplizierten Fällen auf Stunden erstrecken. So lange hält es der Kranke im Sitzen nicht aus. Ferner läßt sich die Vorderwand der Speiseröhre im Liegen besser absuchen als im Sitzen und endlich sammeln sich über jedem Fremdkörper Schleim, Speiseteile, häufig Blut an. Die Reinigung mit Tupfern ist meist unvollkommen und langwierig. Eine Spülung läßt sich aber nur bei horizontaler Lage und womöglich tiefstehendem Kopfende richtig ausführen, und doch hängt oft alles von einem absolut gereinigten Gesichtsfeld ab.

Instrumentarium: Ich verwende bei Fremdkörpern ovale Röhren mit großem Durchmesser von 12:15 und 13:16 cm. Es ist aber auch vorteilhaft, dünnere Röhren von 8:11 cm zur Verfügung zu haben. (Fremdkörper in Strikturen.)

Die Rohre sind unten horizontal abgeschnitten, nicht geschnabelt, um mit der ganzen Zirkumferenz an den Fremdkörper heranzukommen. Wissen wir von vornherein nicht, wo der Fremdkörper sitzt und ob ein solcher überhaupt in der Speiseröhre steckt, dann müssen wir eben den ganzen Ösophagus absuchen. Ich empfehle in Zweifelsfällen stets die Ösophagoskopie anzuwenden, denn ich stehe auf dem Standpunkt, daß sie niemals schadet, während ein Fremdkörper in der Speiseröhre stets einen unheimlichen, zu schwersten Komplikationen führenden Zustand darstellt.

In solchen Fällen führen wir lange Rohre (45 cm) ein, am besten die vzrlängerbaren Brüningschen Rohre, und suchen die ganze Zirkumferenz ab. Besondere Beachtung wird dem Speiseröhreneingang, der Höhe der Bifurkation, der Pars cardiaca gewidmet. Ist das Rohr im Magen angelangt, dann wird es ebenso vorsichtig zurückgezogen unter ständiger Inspektion der Schleimhaut. v. HACKER hat darauf aufmerksam gemacht, daß kleinste Fremdkörper, besonders wenn sie in der hinteren Wand stecken, beim Zurückziehen des Rohres leichter gefunden werden als beim Vorschieben. Vor dem Einführungsende schiebt sich gern ein Schleimhautwulst nach unten, der einen kleinen Fremdkörper verdeckt. SCHMIEGELOW teilt einen Fall mit, in dem ein Gebiß erst beim Zurückziehen entdeckt wurde.

Gelegentlich konnte ich nach der Untersuchung den Patienten mit aller Bestimmtheit beruhigen, daß kein Fremdkörper in der Speiseröhre sitzt, in manchen Fällen aber mit derselben Bestimmtheit ihm versichern, daß ein solcher bereits die Speiseröhre passiert haben muß, denn es fanden sich deutliche Verletzungen der Schleimhaut.

Auch kommt es vor, daß man zur Zange greift, aber schon hat sich derselbe gelockert und ist nach unten verschwunden. Zweimal gelang es mir die abgewichenen Fremdkörper (eine scharfe Gräte und ein Knochenstück) im Bereich der Pars diaphragmatica noch zu fassen und zu extrahieren.

Ist ein Fremdkörper in den Magen gerutscht, dann ist das kein Unglück. Magen und Darm sind in der Beförderung von Fremdkörpern äußerst geschickt. Zweimal habe ich Gebisse abgehen sehen, einmal vier Nähnadeln, die die Näherin im Mund gehalten hatte. Dicke Breikost ist bis zum Abgang zu empfehlen.

Weitaus die Mehrzahl aller Fremdkörper hat ihren Sitz im Halsteil der Speiseröhre.

Kleine scharfe Fremdkörper spießen sich in die hintere weniger verschiebliche Wand ein; Münzen, Knöpfe sind meist in der vorderen Wand eingeklemmt. Zahnersatzstücke stecken meist in der vorderen Wand, so daß sie an dieser mit der konvexen Fläche direkt anliegen. Große, unregelmäßig gebaute Fremdkörper, große Knochen, Prothesen, Kinderspielzeuge findet man in Höhe der Bifurkation und der Pars diaphragmatica.

Über die Natur der Fremdkörper gibt häufig die Anamnese Aufschluß. Meist sind es Knochen, Geldstücke, Fleischstücke, Knorpel, Fischgräten, Zahnersatz, Fruchtkerne, Nadeln, Knöpfe, Perlen, Pfeifchen, Zigarrenspitzen, Kinderspielzeuge.

Geldstücke, selbst Kupfermünzen sehen glänzend weiß aus, Knochenstücke, Gräten kontrastieren scharf durch eine grünliche, oder grünlich-gelbe Farbe von der Schleimhaut. Vulkanplatten der Zahnersatzstücke stechen weniger scharf vermöge ihrer braunen Farbe ab, doch ist ihr Farbton mehr rotbraun und die Oberfläche matt, während die Schleimhaut glänzend leuchtet.

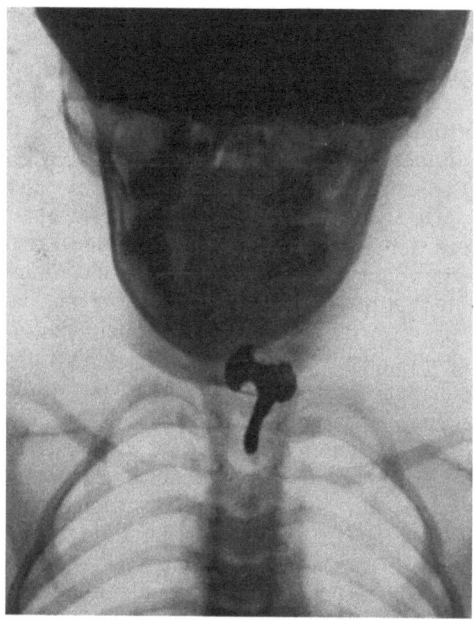

Abb. 66. Kind. Verschlucktes Winterhilfsabzeichen (Axt). Extraktion im Ösophagoskop.

Haben wir durch Röntgenbild oder Sonde genau den Sitz des Fremdkörpers festgestellt, dann verwenden wir einen entsprechend langen Tubus. Als Mandrin dienen elastische Sonden, die am Einführungsende zylindrisch abschließen oder konisch zulaufen. Die Einführung des Tubus wird durch dieselben schonender. Bei hohem Sitz des Fremdkörpers überragt der Mandrin das Tubusende nur um etwa $\frac{1}{2}$ cm, bei tiefer liegenden um etwa 4 bis 5 cm.

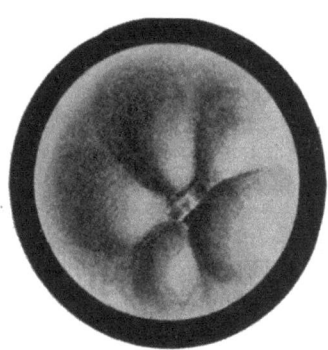

Abb. 67. Kind 2¼jähr. Im Ösophagusmund eingekeiltes Geldstück. Extraktion im Ösophagoskop.

Liegt der Fremdkörper im Ösophagusmund, dann wird der Mandrin schon im Hypopharynx entfernt andernfalls sobald der Tubus den Ösophagusmund erreicht hat.

Wie schon oben erwähnt, kommen wir mit drei Größen aus, 24, 35 und 45 cm.

Es kann vorkommen, daß ein Fremdkörper zunächst etwa in der Bifurkation festsitzt. Durch irgendwelche Manipulationen zu seiner Befreiung löst er sich, gleitet tiefer und bleibt etwa über dem Hiatus erneut stecken. Nun muß allerdings der Tubus gewechselt werden, was beim BRÜNINGschen Instrument nicht der Fall ist.

Wir benötigen noch eine Anzahl armierter Tupferführer, Speichelpumpe, feine Sonden mit anschraubbaren Ansätzen und Zangen. Ich habe einen dünnen Metallschaft anfertigen lassen (W. WALB, Nachf., Heidelberg), an den eine ganze Serie von Ansätzen angeschraubt werden, so Rechen, Zangen verschiedener Art, Häkchen, Oliven, Divertikeloliven usw. Wichtig sind scharfe Krallenzangen, die ein Ausgleiten eines gefaßten Fremdkörpers verhindern.

Für bestimmte Fremdkörper wurden Spezialinstrumente angegeben, so von GUISEZ und BRÜNING (Hohlkörperzange, Nadelzange), v. EICKEN, LERCHE, JACKSON (zum Schließen und Fassen offenstehender Sicherheitsnadeln), KILLIAN (zur Verkleinerung von Gebissen).

Vor jedem therapeutischen Eingriff muß das Gesichtsfeld absolut klar sein.

Sind Tage und Wochen seit dem Verschlucken des Fremdkörpers vergangen, wurden Extraktionsversuche gemacht, dann liegen fast stets komplizierte Verhältnisse vor.

Behandlung

Hier ist eine sehr gründliche Säuberung der Speiseröhre und insbesondere des Fremdkörpers und seiner Umgebung dringend notwendig. Bei hohem Sitz in Höhe des Ösophagusmundes gelingt das leicht mittelst Tupfer und Spritze. Je tiefer der Fremdkörper sitzt und je länger das Verschlucken desselben zurückliegt, um so schwieriger wird diese Säuberung, denn dann kann die ganze Speiseröhre mit Speisen angefüllt sein, die nun gründlich entfernt werden müssen. Die Schleimhaut ist entzündet, geschwollen, von blutigem Schleim und Speiseresten bedeckt. Vom eigentlichen Fremdkörper ist zunächst nichts zu sehen.

Einen ganz tollen Fall erlebte ich im ersten Weltkrieg. Ich wurde telegraphisch aus Frankreich nach Metz gerufen zu einem Offizier, der einen Fremdkörper verschluckt hatte. Ich holte in Karlsruhe meine Instrumente und kam um 1 Uhr nachts in dem Lazarett an. Der Offizier war lange an vorderster Front bei sehr schlechter Verpflegung, kam auf der Urlaubsreise über Metz und verschlang nun mit Heißhunger gesalzenes Schweinefleisch, Sauerkraut und Kartoffeln. Er habe nicht bemerkt, daß er Hartes verschluckt habe. Lokalanästhesie Rückenlage. Schon im Ösophagusmund stieß man auf Speisen. Mit einer Zange suchte ich dieselben zu entfernen. Die Zange war klein, ich konnte stets nur kleine Partikel fassen. Einen Spülapparat hatte ich nicht. Ein harter Körper war nicht zu fühlen. Immer mehr Kraut, Fleisch und Kartoffeln wurden entfernt, und ich gelangte mit dem Tubus immer tiefer. Zwei Assistenten, die den Kopf hielten, kollabierten nacheinander. Endlich, im untersten Abschnitt, glaubte ich etwas Hartes zu fühlen. Die Zange griff zu, förderte aber nur Knorpel zu Tage. Endlich gelang es den festen Körper zu fassen und zugleich mit dem Tubus zu entfernen. Es war ein großer kantiger Knochen von 12 cm Umfang und 6 cm Länge. Die Assistenten meinten, ich hätte mindestens 400mal Speisepartikel herausgeholt bis ich auf den Knochen stieß. Die Operation dauerte 3 Stunden. Sofortige Heilung.

In sitzender Lage hätte der Offizier sicher die Operation nicht ausgehalten.

Nun das war ein Ausnahmefall. Ist das Gesichtsfeld sauber, dann handelt es sich darum festzustellen, **warum der Fremdkörper stecken blieb und wie er eingeklemmt ist.**

Geldstücke, Knöpfe und ähnliches werden meist im Ösophagusmund festgehalten und von der Wandung krampfhaft umschlossen.

Der Spasmus spielt bei verschluckten Fremdkörpern eine wichtige Rolle, er ist häufig die Ursache weshalb glatte und kleine Fremdkörper wie Geldstücke (s. Abb. 67), Erbsen, Tonkügelchen hängen bleiben. Sie werden fest umklammert, allerdings meist ohne Schmerzen zu verursachen. Spitze Fremdkörper, Knochen, Gebißteile werden auch durch den Krampf tiefer in die Wand eingespießt. Zur Lösung derselben können Narkotika notwendig werden.

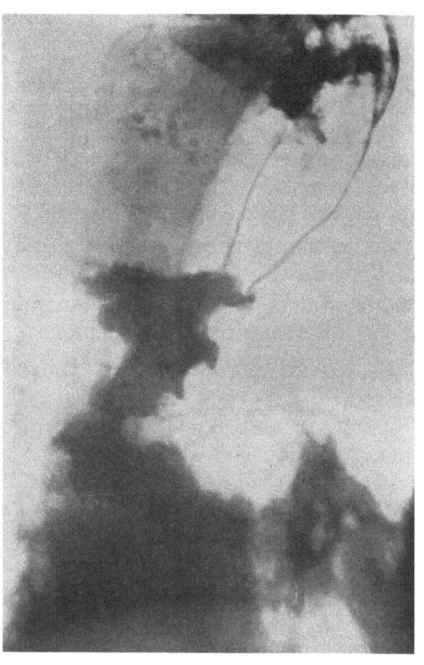

Abb. 68. Große Zahnprothese mit scharfen Zacken. Extraktion mit Ösophagoskop.

Man sieht aber doch kleine Teile der Fremdkörper und es gelingt, mit feiner Zange letztere zu fassen und zu extrahieren. Manchmal kommt man zum Ziel, wenn man die Wand oberhalb derselben mit dem Tubusende abdrängt. Er kann dadurch so gelockert werden, daß er sich löst und nach unten gleitet. Das ist aber nicht unsere Absicht. Das Ziel ist stets, den Fremdkörper nach oben zu extrahieren.

Mitunter bereitet die Orientierung große Schwierigkeiten, so bei Gebißteilen mit Metallklammern, die sich in die Wandung eingespießt haben, oder bei Knochenstücken mit scharfen Spitzen, die in die Wandung perforiert sind. Wir suchen die Verklammerung zu lösen bald mit feinen Häkchen, bald durch Zurückziehen der eingekeilten Klammer. Mitunter gelingt es durch Abdrängung der ganzen Wandung rings um den Fremdkörper. Unser Bestreben muß es stets sein, horizontal eingespießte Körper in die Längsachse zu bringen. Ist der Fremdkörper beiderseits in die Wand eingedrungen, dann wird zuerst die eine Seite gelöst, etwas nach oben gezogen, dann lockert sich meist auch die andere Seite.

Scharfe Knochenspitzen müssen so eingestellt werden, daß sie ins Rohr hineingezogen werden und sich bei der Extraktion nicht mehr festspießen können (s. Abb. 69). Erst wenn wir sicher sind, daß alle Verhaftungen gelöst sind, wird der Fremdkörper festgefaßt, möglichst weit in den ovalen Tubus und mit diesem nach oben gezogen. Sollte er nochmals stecken bleiben, dann muß man ein Gefühl dafür haben, ob es lediglich die Größe ist, welche etwa im Ösophagusmund Schwierigkeit macht, oder ob sich der Fremdkörper erneut festgespießt hat. Gewalt wäre gefährlich. Eine nochmalige Lösung ist erforderlich.

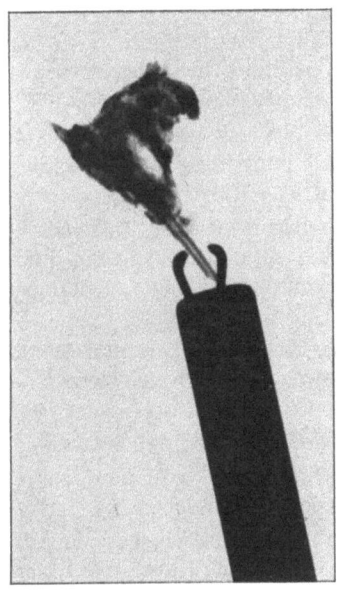

Abb. 69. Sehr spitzer Knochen mit Fleisch umgeben. Die Zange faßt den spitzen Teil.

Ich lege auf die Vorarbeit, die peinlichste Reinigung des Gesichtsfeldes und die subtilste Befreiung aus der Umklammerung den größten Wert und glaube es nur der Einhaltung derselben zu danken, daß ich zur Extraktion meiner Gebisse und Knochen niemals den Chirurgen in Anspruch nehmen mußte.

Mitunter geht es nicht ohne leichte Blutung ab, eine schwerere Verletzung infolge der Fremdkörperextraktion habe ich selbst nie gesehen. Ich pflege nach der Extraktion den Zustand der Speiseröhre im Ösophagoskop zu kontrollieren. Ich habe auch nie einen Todesfall erlebt. Die lädierte Speiseröhrenschleimhaut besitzt ja große Heilungstendenz.

Fremdkörper in Ösophagusstenosen

In Betracht kommen vor allem Strikturen nach Verätzung durch Laugen, Säuren usw. Meist handelt es sich nur um kleine Fremdkörper, da ja die Stenosekranken sehr vorsichtig mit der Nahrungsaufnahme sind.

In Betracht kommen Fleischstücke, Fruchtkerne; zweimal habe ich Kirschkerne extrahiert. Auch werden Knöpfe, Glasperlen verschluckt. Es hängt von der Weite der Stenose ab, ob sie in die Enge eindringen oder oberhalb den Eingang obturierend verschließen. Größere Fremdkörper wie

Knochen, Gebisse bleiben oberhalb der Stenose sitzen. Sie sind dann im Ösophagoskop zu erkennen und mit den gleichen Chancen zu entfernen wie im normalen Ösophagus stecken gebliebene Fremdkörper.

Große diagnostische Schwierigkeiten bieten kleine Gegenstände, die in die Stenose selbst eingedrungen sind. Um an sie heranzugelangen, benötigen wir ganz dünne Röhren, die aber das Gesichtsfeld sehr verkleinern. Man sieht dann oft nur einen kleinen Punkt, einen glänzenden Fleck, den wir nun mit der Zange zu fassen suchen. Sehr kompliziert werden die Fälle von mehrsitzigen Stenosen, wenn der Fremdkörper in einer zweiten oder dritten stecken bleibt. Dann muß zunächst die obere Enge dilatiert werden.

Ich habe selbst keinen solchen Fall erlebt. Ich würde dann versuchen mittels der Quellstiftbehandlung (Harmer, Ebstein) die obere Stenose zu dilatieren, bis sich ein dünner Tubus durchführen läßt.

Die therapeutischen Erfolge der Ösophagoskopie verschluckter Fremdkörper sind als glänzend zu bezeichnen. Übung und Geschicklichkeit des Untersuchers spielen natürlich eine wesentliche Rolle.

Verhältnismäßig selten ist ein operativer Eingriff notwendig. In Betracht kommt die Ösophagotomie und die Mediastinotomie. In folgenden Leitsätzen soll der heutige Standpunkt in der Fremdkörperfrage zusammengefaßt werden.

1. Der praktische Arzt enthalte sich jeden diagnostischen und therapeutischen Eingriffes und schicke den Kranken umgehend zu einem Kollegen, der die Ösophagoskopie beherrscht.

2. Auch in Zweifelsfällen ist eine Ösophagoskopie unbedingt notwendig.

3. Zunächst wird eine Röntgendurchleuchtung und -aufnahme vorgenommen, um den Sitz, die Art des Fremdkörpers festzustellen.

4. Steht ein Röntgenapparat nicht zur Verfügung, oder versagt die Aufnahme, so erfolgt Sondierung mit ovalem Magenschlauch (Sitz) und Divertikelsonde.

5. Nun folgt Ösophagoskopie in Rückenlage mit ovalem, unten horizontal abgeschnittenem weitem Tubus.

a) Peinlichste Reinigung von Speiseröhre und Fremdkörper mit Tupfern, Rechensonde und Ausspülung.

b) Exakte Feststellung, warum und wie der Fremdkörper stecken blieb.

c) Lockerung und günstigste Einstellung des Fremdkörpers zur Extraktion.

6. Vermeidung jedes Versuches, den Fremdkörper auf blindem Wege mit Sonden, Grätenfänger, Münzenfänger usw. nach oben zu ziehen oder nach unten zu stoßen.

7. Extraktion des mit der Zange festgefaßten Fremdkörpers im oder mit dem Tubus.

8. Ösophagoskopische Kontrolle der Speiseröhre nach der Extraktion.

SACHVERZEICHNIS

Abknickung des subphren. Ösophagus 100
Aktinomykose 20
Anamnese 4
Anatomie 1
Atonie 41
Auskultation 5

BARSONYsche Divertikel 99
Brachyösophagus 17

Dekubitalgeschwüre 27
Dilatationen, umschriebene 58
    diffuse 102
Dilatationsschlauch 37
Divertikel 58
Divertikeldilatator 86
Divertikelhohlsonde 7, 11
Divertikelsonde 6

Entzündungen 18
    Katarrhalische 18
    Phlegmonöse 19
    Spezifische 20
Epikardiale Divertikel 94
    Symptomatologie 95
    Untersuchung 96
    Therapie 97

Faden ohne Ende 37
Fremdkörper 135
    Untersuchung 136
    Therapie 140
Fremdkörper in Stenosen 142

Gangliensystem (intramurales) 109
Gewebesonden 5

Halsgeräusche 78
Halsgeschwulst 78
Hg-Schlauch 5
Hiatushernie 100
Hypertrophie 104, 110

Innervation 2
    N. vagus 2, 3, 108
    Sympathikus 2, 3, 108
Inspektion 4
Instrumentarium 4

Karzinom 47
    Symptome 48
    Untersuchung 50
    Diagnose 53
    Therapie 54
    Karzinomtypen 53
Kardiadilatator 120
    Ungefährlichkeit desselben 130
Kardiospasmus 41
Kardiotonische Ösophagusdilatation 102
    Anatomie 102
    Entstehung und Wesen 105, 110
    Ätiologie 112
    Symptomatologie 114
    Untersuchung 116
    Beim Säuglings- und im Kindesalter 126
    Behandlung 119
    Neuer Weg 131
    Kaskadenspeiseröhre 132
    Sackformen, das Zwerchfell verdrängend 132
Kardiotonische Ösophagusdilatation bei Kriegsteilnehmern 113
Kardiaverschluß 4, 112
Katarrh des Ösophagus 18
Kompressionsstenose 22

LAIMERsches Dreieck 2, 68
Lues des Ösophagus 20

Magenschlauch 9

Neurosen 39
    Sensible 39
    Motorische 40

Oesophagitis corrosiva 27
Ösophagocelen 72, 75
Ösophagoskopie 11
Ösophagospasmus 41
Ösophaguslähmung 41

Palpation 4
Peristaltik 110
Perkussion 4

Sachverzeichnis

Pulsionsdivertikel 88
Pylorusstenose (bei Verätzungen) 33

Röntgenuntersuchung 15
Rumination 40

Salivation 111, 114
Sarkom 46
Schluckakt 3
Sondierung 5
Spasmus (kompletter) 41
   als selbständige Krankheit 43
Strikturen 32
   Symptomatologie 33
   Untersuchung 34
   Therapie 36
   Faden ohne Ende 37
   Dilatationsschlauch 37

Tierexperimente am Ösophagus 108
Topographie des Ösophagus 1
Traktionsdivertikel 58
   Anatomie 59
   Ätiologie 60
   Symptomatologie 62
   Untersuchung 64
   Diagnose 65
   Therapie 65

Traktions-Pulsionsdivertikel 88
   Anatomie 88
   Symptomatologie 90
   Untersuchung 91
   Therapie 91
TROUSSEAUsche Sonde 5
Tuberkulose des Ösophagus 119
Tumoren 44
   gutartige 44
   bösartige 46

Ulcus oesophagi 23
   Symptome 24
   Untersuchung 24
   Therapie 26

Varizen 21
Verätzungen des Ösophagus 27
   Sofortbehandlung 30
Verknöcherung des Kehlkopfes 22, 69

Wanderung des Hindernisses 77

ZENKERsche Divertikel 67
   Ätiologie und Genese 67
   Anatomie 71
   Symptomatologie 75
   Untersuchung 80
   Diagnose 83
   Therapie 83

„MEDIZINISCHE PRAXIS" · NEUERSCHEINUNGEN

Bd. 3. **Das Asthma Bronchiale und die Pollenallergie.** Von F. Klewitz-Marburg. 2. Aufl. etwa 90 Seiten, ca. DM 8,— (erscheint Sommer 1952)
Bd. 13. **Blutkrankheiten.** Von H. Schlecht-Polanica (früher Altheide). 2. neubearbeitete und ergänzte Auflage. XII, 195 Seiten mit 13 Abb. und 2 Tafeln (1952). Brosch. DM 18,—, Leinen DM 20,—
Bd. 33. **Die Erkrankungen des Rückens.** Von M. Juchum †, VIII, 144 Seiten mit 32 Abb. (1949). Broch. DM 13,80, Leinen DM 16,—
Bd. 34. **Der genuine Basedow und die Hyperthyreosen und ihre Behandlung.** Von A. Fonio-Bern. XII, 316 Seiten mit 54 Abb. (1951). Brosch. DM 30,—, Leinen DM 32,—

WEITERE NEUERSCHEINUNGEN

Elektrokardiographie für die ärztliche Praxis. Von E. Boden-Düsseldorf. 7. Aufl., XX, 288 Seiten mit 246 Abb. (1952). Brosch. DM 26,—, Leinen DM 29,—
Hilfstafeln zur elektrokardiographischen Diagnostik. Von A. Huttmann-Brasov, Rumänien. XII, 51 Seiten mit 8 Tab. und 1 Abb. (1950). Karton. DM 8,—
Rheumatismus, Klinik und Therapie. Von E. Schliephake-Schweinfurt. Etwa VIII, 160 Seiten mit 21 Abb. (erscheint Sommer 1952). Etwa DM 20,—
Die ärztliche Beurteilung Beschädigter. Unter Mitwirkung zahlreicher Spezialisten herausgegeben von Gg. Schöneberg-Bochum. XII, 352 Seiten (1951). Brosch. DM 18,—, Leinen DM 20,—
Grundlagen zur Erforschung des Alterns. Von P. Matzdorff †. XII, 248 Seiten. (1948). Brosch. DM 12,—, Leinen DM 13,50
Der Muskelstoffwechsel des Herzens (Physiologie, Pathologie und Klinik). Von H. Schumann-Bad Nenndorf. *(Kreislauf-Bücherei Bd. 10).* VIII, 150 Seiten mit 17 Abb. (1950). Brosch. DM 14,50, Leinen DM 16,50
Die Untersuchung und Beurteilung der röntgenologischen Herzgröße. Von H. Rautmann-Braunschweig. *(Kreislauf-Bücherei Bd. 8).* XII, 146 Seiten mit 27 Abb. (1951). Brosch. DM 18,—, Leinen DM 20,—
Elektrophysiologie des Herzens. Von K. E. Rothschuh-Münster. *(Kreislauf-Bücherei Bd. 11).* XVI, 447 Seiten mit 145 Abb. (1952). Brosch. DM 42,—, Leinen DM 45,—
Pharmakologie. Von J. H. Gaddum. Übersetzt von W. Schroeder-Frankfurt a. M. XVI, 408 Seiten mit 75 Abb. (1952). Etwa DM 22,—
Zeitschrift für Kreislaufforschung. Herausgeber: Prof. Dr. K. Spang-Heidelberg. Erscheint monatlich im Umfang von etwa 80 Seiten. Vierteljährlich DM 11,—
Archiv für Kreislaufforschung. Herausgeber: Prof. Dr. K. Spang-Heidelberg. Erscheint zwanglos nach Bedarf in einzelnen Bänden, jährlich mindestens 1 Band (ca. 400 Seiten). Preis des Bandes DM 48,—
Zeitschrift für Rheumaforschung. Herausgegeben von Prof. Dr. Schoen-Göttingen, Prof. Dr. W. H. Hauß-Frankfurt a. M., Priv.-Doz. Dr. V. R. Ott-Zürich, Prof. Dr. K. Gotsch-Graz. Erscheint jeden zweiten Monat in einem Doppelheft von etwa 64 Seiten; 12 Hefte bilden einen Band. Vierteljährlich DM 7,50.

Ausführliche Prospekte stehen zur Verfügung

VERLAG VON DR. DIETRICH STEINKOPFF DARMSTADT

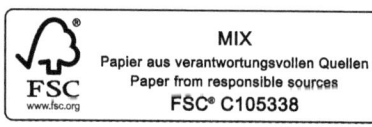

If you have any concerns about our products,
you can contact us on
ProductSafety@springernature.com

In case Publisher is established outside the EU,
the EU authorized representative is:
Springer Nature Customer Service Center GmbH
Europaplatz 3, 69115 Heidelberg, Germany

Printed by Libri Plureos GmbH
in Hamburg, Germany